死別後シンドローム

大切な人を
亡くしたあとの
心と体の病い

清水 加奈子

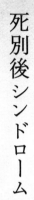

はじめに

あの人を亡くしてから、もう半年が経とうというのに、いまだにつらくて仕方がない。毎日、胸が締め付けられるようで、生きる気力も湧いてこない……。

活気に満ちたこの社会の片隅で、出口の見えない悲しみに沈んでいる人がいる。人々の輪の中に歩み入ろうにも、深い悲しみを抱えながらでは、孤独で惨めな気持ちがいっそう募るばかりだろう。あるいは逆に、仕事や家事にわが身を放り込み、つらい悲しみから、必死に目をそらそうと努めている人もいるかもしれない。

この世の中には、かけがえのない人を亡くして以来、いっこうに癒えない悲しみを抱えながら、なんとか生き延びている人たちが少なからずいるのだ。

「癒えない悲しみが、病気に変わってしまう」という問題に私が直面したきっかけは、一人の患者さんとの出会いだった。大切な人を喪った彼女は、それが原因となって、幻聴（聞こえるはずのない声）に悩まされ、自ら死を待っていた。

――人には、こんなに深い悲しみがあるものなのか。

――大切な人の死は、ときに遺された人の心を徹底的に破壊しかねない。

彼女の診察を通して、そんな思いを痛感することになった。

私は当時、精神科専門の救急病院に勤務していたのだが、彼女を精神病と診断し、抗精神病薬の投与を中心に対応するのは間違っている気がしていた。重症な精神の不調だけれど、重度の精神病ともいいがたい。この違和感から、大切な人の喪失が病気になっていくというのはいったいどういうことなのか、医師としてできることはなんなのか、必死に考える日々が始まった。


こうした患者さんは、気づくと至るところで見かけるようになった。共通しているのは、大切な人の死を心の中で受け入れる「喪のプロセス」がうまくいかず、そのため心身の不調が病的な水準まで悪化するということだった。このような病気については、精神医療の中でまだ正式な病名は付いていなかった。そこで、既存の精神科診断項目の中から一番近いもの、たとえば「うつ病」などと診断を下し、治療していたのである。

その後、数年を経て、喪のプロセスがうまくいかなくなっている病気を「うつ病」とするのではなく、独立した疾患として精神医学の診断枠組みの中に加えようという動きが世界中で始まっていることを知った。

喪のプロセスがうまくいかない病気を独立させようという動きは、一九八〇年代から欧米を中心に始まった。高齢化する中での配偶者との死別をはじめ、相次ぐ戦争やテロでの肉親の喪失、災害による突然の死別、長年の介護の末の死別、そして、わが子を自殺で喪う苦しみなど、さまざまな観点から研究が積み重ねられてきた。

そこから、いつまでも悲しみが癒えない苦しみには、共通の症状や状況があることがわかり、二〇一九年に世界保健機関（ＷＨＯ）の精神科診断基準の一項目として新たな診断名が正式に採用され、二二年からは全世界で運用される見通しとなった。それが「遷延性悲嘆症」という病気である。

本書は、この「遷延性悲嘆症」をわかりやすく「死別後シンドローム」と呼び替え、それが具体的にどのような病気なのか、どうすれば避けたり、回復したりできるのかを広く一般の方々に知ってもらうために著した。

大切な人の死が私たちに強い衝撃を及ぼすことは間違いないが、その瞬間は、周りの人の支えがあったり、葬儀や各種の手続きなどやるべきことに追われたりして、なんとか乗り切ってしまうことも多い。しかし、問題はそのあとである。一連の葬儀や雑務が済んだあとに続く喪のプロセスは、きわめて個人的な、孤独な道のりにほかならない。

喪のプロセスとは、かけがえのない人と一緒に築いてきた歴史をさかのぼりながら、死に別れたあとの新たな人生の一ページを自力で切り開いていく一大作業である。その過程では、悲しみや怒りなどの感情で心がかき乱され続けることもある。大切な人を喪ったあと、いったいどう生きたらいいのか、新しい自分に変化していくために予想以上に苦しむこともある。しかし、その奮闘こそが、人生において貴重な糧になるのではないだろうか。

本書には、その奮闘を少しでも支えたいという思いがある。そのため本書は、大切な人の死によって放り込まれた暗闇、そして病気というさらに深い谷から、新しい人生に向かう旅路についてのガイドブックとなることを目指した。

今自分が味わっている苦しみは、誰もが通る正常な喪のプロセスなのか、あるいは病気になってしまったのか。なぜ喪のプロセスがうまくいかなくなってしまうのか。喪のプロセスがうまくいかないときには、いったいどうしたらいいのか。

それらの問いに対する私なりの答えを、出会ってきた患者さんとの時間を思い出しつつ、研究で得た知見をまじえながら、本書で見つけていこうと思っている。

今まさに死別の悲しみに沈んでいる方、あるいは悲しむ人に寄り添っている方、どう寄り添ったらいいか悩んでいる方々に、本書を手に取ってもらいたい。そして、医療関係者をはじめ福祉や教育などに携わる方々にも、本書がなにがしかの示唆を与えることができたら幸いである。

二〇二〇年が明けてすぐ、世界中で新型コロナウイルスが蔓延し、多くの人々が犠牲になった。日本でも、突然の悲報に、驚き、悲しんだ人は少なくないだろう。近年は、地震や水害などで命を失う人々も増えている。日常の中でいや応なく死を意識せざるを得ない出来事が続く中、本書が、多くの方々に死別後の心の問題にも関心を持っていただけるきっかけになればとも願っている。

目次

第3章　こんなとき・こんな人が要注意

装幀・本文デザイン　出口　城

プロローグ

〈閉じ込められた悲しみ〉

張りつめた心

夏だというのに黒くて丈の長いセーターを着て、由利さんは診察室に入ってきた。二十歳ぐらいだろうか、つばの広いベージュの帽子を深くかぶり、色白の顔を隠すかのようにしている。帽子の下からのぞかせる眼は、至るところを睨《にら》みつけていた。

待合室での待ち時間が耐えられず、予約時間を早めて診察することになったのだが、その理由を聞くと、ほかの患者さんの咳払いにイライラして、髪の毛を抜く癖が止まらなくなったかと思うと、そのうち身体が震えだし、しまいには壁や椅子を蹴りだしてしまったのだという。一緒に入室した母親が、説明しながらすまなそうに謝ってきた。

当の本人は椅子に座ると、こちらを睨みつけながら一言も言葉を発しない。彼女からかもしだされる雰囲気は強烈で、診察室の空気は一瞬で張りつめた。診察前にあらかじめ記入する問診票には、職業欄に「大学生」とだけ書かれている。それ以外の、たとえば年齢や病院受診のきっかけなどの欄には、なにも書かれていなかった。子どもから大人になっていく思春期のさなか、苛立ちが強くなっている少女とも見えるし、一般の大学生にしては大人びているようにも見える。今日が初めての受診なので、なぜ精神病院にやってきたのか、どんな症状がつらいのか、ありきたりの質問をしたいのだが、彼女の緊迫した雰囲気に私もすっかり飲み込まれてしまい、恥ずかしながらなにも聞けなくなってしまった。

代わりに、付き添っていた母親に話を聞くと、どうも年が明けてからずっと調子が悪いようで、なんの前触れもなく息苦しくなって過呼吸発作を起こし、ひどいときは意識がなくなって倒れてしまうのだそうだ。どこか身体が悪いのではないかと心配し、総合病院を受診したが、幸い身体に異常なところは見当たらなかった。

しかし発作はどんどん増えていき、四月に入ってからは、人に会うとイライラしてしまうから会いたくない、と大学も休みがちで、家に引きこもっていた。最近は都内での一人暮らしをやめ実家に戻ってきたが、夜も眠れていないようであり、精神的な問題があるのではないかと思って心療内科を受診したところ、統合失調症（注1）の疑いが持たれ、ならばと精神科専門の当病院を紹介されたのだった。

（注1）統合失調症とは、実際には存在しないものを見たり、聞こえないはずの声が聞こえたりするといった幻覚や、妄想症状、あるいは物事に無関心となったり、意欲が失われたりすることなどが特徴的な精神疾患のこと。脳内神経伝達物質バランスの異常が原因の病気で、思考や感覚、行動にも偏りを生じることから、適切な治療がないと、社会生活を送ることが難しくなることがある。

この日の診察では、本人はなにも語らなかった。そして私はなにも聞けなかった。彼女は、まるで分解されそうな自分自身を一つの場所に保つためであるかのように、必死に身体をこわばらせ、今ここの場にかろうじて存在しているようだった。それだけに、私の放つ一言が、もしや彼女のどこかまだ触れてはいけない傷口に当たり、彼女の分解をうながしはしないかと、とても心配で怖くなってしまったのだ。しかし、それでは診察にならないので、次回からは慎重でありつつも、由利さんの具合を詳しく聞くことにした。

二度目の診察以降も、彼女が診察室に入ってくると、やはり空気が張りつめた。彼女の緊迫した空気の感染力は強い。それだけしんどい思いを抱えながらも通ってきた彼女になんとか報いたい一心で、私自身も自分の緊張感と戦っていた。

彼女は、いつもなぜだかわからないけれどイライラしてしまうので、友達と遊びたくても遊べないし、一番身近な母親でさえイライラしてしまって、一緒にいることが苦痛だと言った。「普通に生活できている人がうらやましい」「幸せそうな人を見ることがつらい」と言い、その幸せとは、「なにも考えなくても未来があることを信じることができて、家族や友達とくだらない話で笑えること」だと言った。「周りには友人がいる。家族もいる。でも、私は誰からも無関心にされている。宇宙に独りぼっちという気持ち。一人でいたいけれど、さみしい。孤独がいいけれど、社会とまじわりたい」。そんな複雑な寂しい心境も打ち明けた。

イライラの原因はそのほかにもあった。外に出ると誰か見知らぬ人に悪口を言われているような気がして、落ち着かない。時々、「死ね」とか「生きる価値なんてない」とか声が聞こえてくる気もするのだという。架空の声であることはわかっているけれど、人といてもイライラ、一人でいてもこうした架空の声にイライラして休まらない。そうして、イライラを忘れるかのように、カッターで腕を切り、髪をむしっていた。

夜だって、もうずっと眠れていなかった。夢の中で誰かに追いかけられたり、見知らぬ男の人がなにかを怒って言ってきたりする。でもそれが現実に起きているような感覚だから、朝になると、どっと疲れが襲ってくる。最近では、本当に眠ってしまうと夢の世界の出来事にイライラしてしまうからベッドに横になることはせず、椅子に身体をもたせかけて、目をつむって夜をやり過ごしているのだそうだ。


当時、私が勤務していた精神科病院では、患者さんの八割が統合失調症の方だった。ちょうど彼女くらいの若い年代は発症する率が高いので、それなりの人数を診察してきたつもりなのだが、彼女の雰囲気は統合失調症のそれとは異なっていた。聞こえるはずのない声（幻聴）が聞こえたり、イライラが治まらなかったり、表面上は区別がつかないかもしれない。けれど、彼女の場合は、心の奥になにか大切なものがあって、それを必死に守るために、幾重にも包帯が巻かれているかのようだった。しかも、それはあまりにも薄く、簡単にはぎ取られてしまいそうなので、だからこそはぎ取ってはいけないのだと自然とこちらにも緊張が走るのだった。

なにか気づくことはないかと、初日に母親から聞いていた病歴表を丁寧に見直したところ、「二年前に父親が自殺」という記載があった。自分でカルテに書いておきながら、こんな重要な出来事に、さして注意を向けずにきてしまったらしい。

ある時、お父さんは二年前に亡くなったんだね、とこちらから話をふると、無表情だった由利さんは突然、私を睨みだし、「もらっている睡眠薬が全然効かないんだけど。薬変えてください」と、あからさまに話題を変えてしまった。必死で父親の話題を避けるそのやり取りからも、おそらく由利さんの苦しみは父親の死と関係がありそうだった。ただ、その話を深めるべきだと思いながらも、その時の私たちの信頼関係はまだ浅く、万が一癒えていない傷口に触れてしまったら、もうここに来なくなってしまうかもしれない、最悪自ら命を絶ってしまうのではと思いながら、核心に触れることなくずるずると月日が過ぎていった。

おそらく、対応いかんによっては来なくなることもないのだろう。しかし、正直なところ、人の言葉や行動にひどく敏感で、すぐに心が粉々になってしまうかもしれない彼女を支える言葉が私にはわからなかった。そこで、彼女自身から話が出るように、まずは彼女にとって信頼できる人となることを目指すべく、その時その時に彼女が訴える症状に対応しつつ、なにげない世間話をしながら月日を費やしていった。

亡き父の影

ある年の春、突然、調子が悪くなったと由利さんから連絡が入った。外出先で急に息苦しくなってしまい、身体がけいれんし、倒れてしまったのだという。

そのまま病院に向かってもらい、診察すると、ここ一週間イライラがとくに強まり、落ち着かず眠れていないこと、歩いていても道路はゆがみ、至るところに人の気配を感じ、怖くて仕方ないこと、そして、つらい自分を忘れるために、再びカッターで腕を傷つけ、髪の毛をむしる行為が始まったこと、などを話した。腕や太ももは、カッターで切りつけたものなのだろう、細いミミズばれの傷だらけ、髪の毛もほんの数日見ないうちに集中して抜いていたのか、もうほとんどない状態だった。

話の中で、「男の人の遺影がつきまとっている。夢の中でも、現実でも、その遺影がぐるぐると回っている。なぜだかわからない」という言葉が出てきた。この「わからない」というつぶやきが、もうこの話題に入ってきてもいいという許可のように感じられたので、その遺影はお父さんなのではないか、と投げかけると、彼女は小さくうなずいたのだった。
それがきっかけとなったのか、以降、少しずつではあったが、由利さんから父親の話を聞くことができるようになった。

毎年症状が悪くなる四月、それは父親の亡くなった月だった。命日が近づくと、眠れなくなり、息が苦しくなって、自傷行為がやめられなくなってしまう。そんな症状が強くなって、ついに由利さんは自分の苦しみが父親の死に関連しているのかもしれないことに気づき始めた。しかし、なぜ、父親の死がこんなにも複雑な症状で彼女を苦しめ続けているのだろうか。

由利さんの診察の中で、少しずつ父親の姿が明らかになってきた。借金苦が大きな原因とされたが、本当のところ、自殺の原因はわからないこと、保険金を家族に残し、その一部を由利さんの教育資金として考えてくれていたこと、働きづめの毎日だったが、家にいるときは、家族のために労をいとわない、優しく頼りになる人だったということだ。周囲は亡くなる前日まで異変に気づかず、また、父親は川に身を投げて亡くなったのだが、遺体を見た由利さんは、その変わり果てた姿に衝撃を受けていた。そして、あまりの強い衝撃からか、父親の死から由利さんがこの病院に来るまでの約二年間、記憶はおぼろげで、自分がどんな生活を送っていたのかよく覚えていなかったのだった。

由利さんがぽつりぽつりと言葉少なに語り始めたことをまとめると、以上のようになる。悲しみも怒りも表に出さず、息苦しさや不眠などの症状を話すときに、ついでという感じで、淡々と話すのだった。

由利さんが、父親との死別体験にいまだ大きなしこりを残していて、そこに向き合えていないこと、心の中で見ないようにしていること、それが症状につながっているのだろうということが話を聞く中で徐々にわかってきた。では、父親の死を悼む作業を一緒にしていくことはできないだろうか。そこに由利さんのつらい症状を緩和していく解決策があるかもしれない。

しかし、話はもう少し複雑だったのだ。父親には家庭が二つあった。そして、由利さんの母親は本妻ではなかった。詳しい事情はわからないが、葬式の際に由利さん親子は本家の親戚から呼ばれることなく、父親が眠る墓所さえ教えてもらえなかった。さらに、自殺に追い込まれたのは由利さん親子に責任があるのではないかとなじられ、由利さんが大学に進学しようとすることに対しても、父親がこのような惨状で亡くなったのに、今進学するのは不謹慎ではないのか、などと責められたという。また、自殺は世間体が悪いからと、周りには不慮の事故だったと嘘の通知がなされており、父親の死を親しい人たちとともに語ることもはばかられていた。

由利さんにとっては、かけがえのない父親だったが、一方で親戚からは罪人のように扱われており、由利さん自身、自分を責める思いと同時に、父親を慕い、悼むことにも罪悪感を抱いているように見えた。

あふれ出す悲しみ

「父はまだ死んでいない。嘘みたいな話だけれど、本気でそう思っているんです。私は葬儀に出ていないし、私に内緒でどこかで生きているかもしれない」

父親の死の事実を振り返り、その死の衝撃が現在の症状につながっていることを理解し始めたものの、彼女の心はまだ大きく揺れていた。今の現実は嘘であってほしい、父親は生きているのだという思いもあったし、それだけではなく、由利さんからは、父親をいまだ十分に弔えていないことへの不満や、冷淡な親戚への怒り、悲しみなど、たくさんの感情が渦巻いているのが感じられた。

父親の死後、気落ちする母親に連れられて、ある宗教団体に勧誘されるまま、その団体の会合に参加したことがあったという。しかしそこで、自殺は罪であり、罪人は決して天国に行けないと聞き、さらに絶望的になってしまったのだった。

由利さんはすでに息苦しさや幻聴、苛立ちに悩まされており、あまりにつらかったので、宗教団体の幹部のもとへ、なぜ自分はこんなにつらい目に遭わなければいけないのかと聞きに行った。ところが、神は越えられない試練は与えない、祈りなさい、とだけ言われ、親身に聞いてもらえなかったと感じた由利さんは、それ以来、宗教活動に参加することもなくなった。

父親の死が冒涜されている、あるいは軽んじられているという思いは、由利さんを深く傷つけていた。小さいころから、父親は由利さんにとって、優しく、頼りになる人だった。ただでさえ不安定になりやすい青年期の由利さんにとって、安心感をもたらす重要な人物の一人だったのだ。その父親が、社会から見捨てられ、罪人のような扱いを受けている。しかも、自分自身が父親の死の原因になっているかもしれない――それはとてもつらいことだったし、由利さん自身の心の一部も、ともに薄汚いものへと変わっていってしまったようにも感じただろう。

生前はそれなりに交流を持っていた父親側の親戚から、手のひらを返すかのように冷たくされたことにも大きく失望した。さらに、救いを求めに行った宗教団体にも、自身のつらさを理解されなかったと感じた由利さんは、誰も信用できなくなり、孤独な思いを深めていった。父親に対して同じ思いであるはずと期待していた母親は、もちろん悲しみは大きかっただろうが、父親の親戚側の言い分に文句を言うことなく従っているように見えた。そんな姿に、母親も父親を裏切ったという思いで、怒りを感じていたという。母親のことは最も信頼し、ともに父親を弔い、悼みたかっただけに、その失望も大きかったようだ。

翌年、父親が亡くなった日が再び近づくと、由利さんの症状はぐんと重くなった。

「父の命日が関係しているか、そんなのはわからない。でも、ここのところイライラして仕方ない。幻聴もうるさい。腕も（カッターで切り過ぎて）ぼろぼろ。父親と同じように、川に飛び込んで死んでしまいたい。それが一番楽になる方法だと思う」

「私みたいに、父が死んだ直後はなにも感じなくて、今になってこんなにつらくなる人なんていないでしょう？　みんなその時だけ悲しんで、そして元気になっていく。だったら私が死んだって、そんなに迷惑かけないですよね？」

「なぜ、父は死んだのだろう。私の高校進学も喜んでくれたし、大学受験も応援してくれていたのに。父の亡くなる前に乗っていた車の中には、普段飲まないはずの缶ビールがたくさん置いてあった。どんな思いで死んでいったんだろう。すごく苦しかったんだと思う。だから、私も同じ苦しみを味わいたい」

自分の正直な思いを立て続けに訴えた由利さんは、数年間の診察の中で初めて涙を流した。なぜ死んでしまったのか、答えのない問いは空中分解し、彼女を責める刃となって長い間降り注ぎ続けてきたかのようだった。父親のためにできること、父親を弔うこととは、由利さんにとって、病気になって父親と同じように苦しむことだった。しかし、その苦しみがどこからきているのかわからないうちは、ただひたすら苦しみから逃れるため、死を意識するほかなかったのだ。

誰をも、死者となった父親さえも信用することの許されない絶望、深い孤独の中に落ち込んだ由利さんだったが、しかし、その絶望の淵に立ったとき、あるいはその次の瞬間に、また一枚、彼女の心を覆っていたよれよれの包帯がはがれたのだろう。これ以上落ちることのない絶望の中にあって、いよいよ、自分の心の奥にしまい続けてきた父親への思いを受け入れざるを得なくなった。

どんなに親戚や世間から白い目で見られようと、自分の父親であることには変わりない。父親を慕い、その死を悲しみたかった自分の気持ちに正面から向き合えたからこそ、ほっとして、涙が流れたのではないか。それは、長い間否定し、隠し続けてきた、心の奥から湧き上がる正直な気持ちとの和解の瞬間ともいえる。

弔いを終えて

由利さんは、それ以来、父親への悲しみを意識し、しばしば口にするようになった。そんな由利さんに、再び大きな変化が訪れた。私との診察の中で語らいが進んでいったとほぼ時を同じくして、由利さんは、両親を亡くし、かつうつ病になったこともあるという年配の友人に、由利さん自身の苦しみを相談できるようにもなっていた。その友人を通じ、父親の親族の一人と連絡を取り、なんと父親のお墓参りに行ってくることができたのだという。

死後数年経って初めて訪れた墓所だった。わずか数分しかいられなかったというが、表情もどこか柔らかくなり、折をみて、また行くのだと報告してくれた。連絡の取れた親族の一人は、由利さんにつらい思いをさせてしまったことを謝ってくれたようで、そのこともおそらく彼女にとって、一つの転機になったのだろう。

これをきっかけに、由利さんはどんどん元気になっていった。もちろん悲しみ、憤りなどの気持ちは残っていただろう。しかし、絶望の底で感じた父親への思い、そして父親の死を悲しんでいいのだという自分への許し、なぐさめてくれる友人との出会いを通して、再び、人との交流を持てるようになっていった。

「父は天国にいるのだろうか。たくさん苦しんだのだから、今は幸せな気持ちで眠っていてほしい」。大切な人が、死後安らかに過ごしてほしい、幸せであってほしいと誰もが願うことだろう。生前苦しんでいればなおいっそう、その思いは強まる。天国はあるかもしれないし、ないかもしれない。ただ、願うのは自由である。そして、父親の魂が安全な場所で、安らかに眠っているのだと願い、そう思えたとき、由利さん自身も安心して治っていくことができたのだ。

数年間にわたる由利さんとの語らいの日々を通して、わかったことがある。私たちが自然とおこなっている死者への弔い、同時に自分の中で別れを受け入れていく喪の作業というのは、適当にやり過ごせるものではなく、必要なプロセス、必要な要素があるということだ。そして、この喪の作業がうまくいかないと、人は深刻な精神の病気に陥っていくことがある。

由利さんは当初、父親の死を見ないようにしていた。その悲しみを感じないようにしていた。たくさんの葛藤を抱え、それを受け止める方法がわからず、心が壊れそうだったから、心の奥底にすべて閉じ込めていたのだ。けれども、心の奥の叫びは、息苦しさや幻聴などの症状となって、いつも由利さんを苦しめ続けていた。しまい込んだ悲しみを早く見つけてほしいのだ、とそれらの症状は訴えていたかのように。

もちろん、誰もが由利さんのような症状に悩まされるわけではない。年齢、遺伝的な要素、生い立ち、家族構成、死の状況、死別後の環境、そういった問題が一つ一つ絡み合って影響することも確かだ。しかし、心の拠り所だった大切な人を亡くし、そしてその死の状況が思い出すのもつらく耐えられないものであった場合、心が壊れてしまうことがある。その際、由利さんが体験したように、世界は恐るべきものに変化する。最愛の人が自分から奪われる、その体験はときにすさまじい恐怖を伴う。その恐怖は、深い孤独、不信感、絶望も呼び寄せるだろう。

では、由利さんだけでなく、喪に悩む人がこうした苦しみから回復するにあたって、必要なプロセスは、作業は、具体的にどのようなものがあるのだろうか。

そして、大切な人の死に悩み苦しむ人たちを、周りにいる私たちはどのように支えることができるのだろうか。

第1章

始まらない喪、明けない喪

1　喪の作業とはなにか

由利さんを診察する日々を通して、喪とはいったいなんだろうと考えるようになった。それにしても、どうしたら喪の作業はうまくいかなくなって、病いにまでなってしまうのだろう。どの時点で注意が必要なのだろう――。

喪をめぐる病いを考える前に、まずはこの「喪」とはなんであるのか、そして正常な喪として、大切な人との別れから回復しようとするときに、私たちは通常どのようなプロセスをたどり、どのような作業をおこなっていくのかから考えてみたい。

喪とはなにか

身近な人の死に接すると、一時的にであれ、私たち生きている者の現実社会と、死者の住むいわゆる「黄泉《よみ》の国」との境に、いやが応でも立たされることになる。そして、確かな存在であるはずの社会にぽっかりと開いてしまった不気味な穴を前に、自分だけがあいまいな位置に置かれている感覚になり、人によっては少し面食らったり、あるいは気持ちが高ぶったりするようなこともあるのではないだろうか。死に別れとは、こうした二つの世界をまたぐ別れである。そして、亡くなった人はもうこの現実世界にはいないのだから、再会するという希望を持つことができない。その人が大切な人であればあるほど、永遠の別れの衝撃はすさまじいものとなるだろう。自分の人生の死期が迫ることと同じくらい、もしくはそれ以上に、大切な人の死は苦しみをもたらすのではないか。現に、人生にふりかかる出来事が人間に与えるストレスの強さをはかるこれまでの研究調査では、日本でも海外でもともに、「愛する人の死」の項目が最上位にきている。

喪とは、こうした強い苦しみをもたらす別れから立ち直るために必要不可欠な状態のことである。具体的には、亡き人を思い、その死を受け入れるまで悲しんでいる状態である。別れの悲しみに集中するために、そして死を忌んで慎むために、喪には、社会と距離を置くための一定期間（喪の期間）が昔から用意されてきた。

これまでにも、大切な人との死に別れの苦しみは、主に精神分析学の中で研究されてきており、その多くは幼少期の養育者（母親を代表とする）との関係にヒントを得ていた。

イギリスの精神科医ジョン・ボウルビーは、進化論も参照しながら、人間は、ほかの哺乳類と同様に、大切な人との愛情関係（アタッチメント）なしには生きられないと言った。人間は、生まれつき、物理的な栄養だけでなく愛情を受け取り合い、脅威から身を守り、不快な感情を和らげるため、大切な人とのつながりを必要としているのだ。そして、その人の近くにいたいという欲求を持っている。この大切な人とのつながりを失えば、自分の存在を脅かされるような思い、すなわち、不安、恐怖、悲しみ、怒りといった感情に圧倒され、その人を取り戻すために強い思慕の気持ちが湧き起こる。

つまり、私たちがこの世界で穏やかに生きるには、意識的にであれ無意識的にであれ、誰か信頼のおける人との愛あるつながりが必要なのだ。それぞれの人にとって、世界はこうした信頼のおける一対一のつながりから成り立ち始め、広がっていく。

こうして大切にしてきたつながりの数だけ、私たちは心の中にオリジナルな「世界」を持っているともいえる。この場合の「世界」とは、現実社会とは違い、大切な人との間で知らず知らずのうちにつくり上げられている目に見えない世界である。そこでは、たとえ相手に対して否定的な気持ちを持つことがあっても、お互いの存在を当然のものとして受け入れ合っている。以心伝心とでもいうように、言葉にならない気持ちでつながった関係であるかもしれない。親と子、兄弟姉妹、パートナー、友人、師弟の間に大切な絆でつくられた「世界」である。そして、この「世界」の存在こそが、私たちが生きる上で必要な力をもたらしてくれるのだ。大切な人との死に別れとは、その人とともに築いてきた一つの「世界」が終わることでもある。
ここで大切な人とのつながりを失わないためには、現実社会の中でつくられてきた、その人との「世界」をいったん閉じ、亡くなった人との間で新たな「世界」をつくり直していくことが必要となる。喪とは、その作業である。大切な人の死によって、いったん近づいた「私たちの生きる現実社会」と「死者の眠る世界」は、こうした喪を通して、再びそれぞれの持ち場に戻っていく。死に別れによって突如目の前に現れた二つの世界をつなぐ不気味な穴は、心の中で新たにつくられた「世界」へと続くドアによって閉じられるのだ。

それでは、亡き人と新たにつながっていくために、私たちは喪のプロセスをどう進ませていくのだろうか。個人の心のプロセスについては、誰にも共通した通過段階があるとして、精神科医や心理学者、死生学者によって整理づけられてきている。次に、そのプロセスをみていこう。

喪のプロセスの五段階

ドイツ生まれの死生学者で上智大学名誉教授のアルフォンス・デーケンは、喪のプロセスを一二段階にまとめている。⑴精神的打撃と麻痺状態、⑵否認、⑶パニック、⑷怒りと不安感、

⑸敵意と妬み、⑹罪責、⑺空想形成、幻想、⑻孤立感と抑うつ、⑼精神的混乱と無関心、⑽あきらめと受容、⑾新しい希望、⑿立ち直り、である。

また、前に述べたボウルビーは、⑴無感覚、感情麻痺、⑵追慕と抗議（怒り）、⑶混乱と絶望、抑うつ、⑷再出発、の四段階に、米国の精神科医であるマルディ・ホロヴィッツは、感情が麻痺する期間ののちに、⑴抗議（怒り）などの感情放出、引きこもり、⑵否認、⑶故人にまつわる記憶、自責感、虚しさなどの侵入、⑷立ち直り、とやはり四段階に分けている。

日本では、精神科医であり死生学者でもあった平山正実が、喪のプロセスを⑴パニック、⑵苦悶、⑶抑うつ、⑷無気力、⑸現実直視、⑹見直し、⑺自立・立ち直りと、七段階に順序だてて示している。

これらは、いずれもパニックやショックの時期があり、次いで、怒りや不安、死の事実を否認する、まだどこかで生きているに違いないと亡くなった人を追い求める、自分を責めるなど、さまざまな感情や思いが出てくる時期、抑うつの時期、そして受容の時期を経て、最後に自立・立ち直りの時期に移行していくという点で共通している。

これらの段階説をもとに、また、実際の診療で回復していった患者さんたちの経過も参考にした上で、本書ではこのプロセスを次の五段階にまとめた（表1）。では、一つ一つの段階に沿って詳しくみていきたい。

(表1) 喪のプロセスの5段階				
(1)ショック期	(2)感情の暴走期	(3)抑うつ期	(4)受け入れ期	(5)立ち直り期
強い衝撃から、十分に状況を理解できず、死の事実を受け入れることができない。 悲しみなどの感情が出にくい。 自分が現実世界から離れているように感じる。	悲しみ、怒り、後悔など、さまざまな感情があふれ出てくる。 亡くなった人の夢を見る、声を聞く、などの体験もこの時期にしやすい。	なにもしたくない、生きる希望がないなどと気持ちが落ち込む。 葬送儀礼が一段落し、忙しさが落ち着いたあとにもなりやすい。 受け入れ期の土台の時期でもある。	亡くなったということを受け入れる時期。 亡くなった人や死の状況の記憶も、悲しみだけでなく、前向きな思いも生まれ始める。	適切な距離を取りながら、亡くなった人との新たな絆が形成される。 新たな現実を生きる気力、希望も生まれる。
注：人によって、これらの段階が同時に来たり、一部がなかったりすることもある。最も多いのは、波のように各段階を行きつ戻りつし、最終的に立ち直っていくパターンである。すべての段階を終えるのに、おおむね1年はかかるが、人によって、また、亡くなった人との関係や、死の状況などによって異なる。				

⑴ ショック期

これは、死の事実が伝えられたときに、頭が真っ白になって、なにも考えられないような状況に陥る時期である。冷静でいられなかったり、そのときのことを振り返っても覚えていなかったりすることが多い。涙があふれ出る人もいるが、状況がわからなくなっているため、悲しいという感情すら湧かず、多くの場合、涙も出ることがない。現実世界に生きている感覚が薄れ、どこか宙に浮いているように感じることもあるだろう。いわゆる感情の麻痺状態であり、生物が危機的状態から身を守る最も初歩の防衛手段である。

考えることよりも、身体が先に反応し、心臓がバクバク音を立てて、緊張で体がこわばる。息が苦しくなってしまう。心がガラガラと崩れていくようだ。などと体調に現れることもある。

通常であれば数日のうちにショック期から少しずつ抜け出していく。一方で、ショック期が長く続くと、たとえば葬儀の席でも一見冷静な態度なので、「あんなに仲が良かったのに、涙も流さないなんて薄情なのではないか」と誤解をされかねない。ひどいときには、前に紹介した由利さんのように、あまりのショックで、死に別れから数年間、記憶がなかったという人もいる。はたから見たら、一見、問題なく生活を送っているようなのだが、実は本人はどう日常を過ごしていたか覚えていない。ある時、ふとした拍子に記憶を取り戻し、記憶が途切れていたことに気づくのだ。

(2) 感情の暴走期

わけもなく不安や心細さが押し寄せたり、なぜあの人（子）が先に逝かなければならなかったのかという怒り、やるせなさ、自分のせいで亡くなったのではないかという自責の念、もっと大切にできたのではないかという後悔、あの人（子）はまだ死んでいない、どこかで生きているのだという亡くなった事実を受け入れられない思い（否認）、悲しみ、愛しさ、あの人（子）を一人にしてはかわいそうだ、捜しに行かねばならないという切実な思いなど、さまざまな感情があふれ出したりする。

この時期には、亡くなった人の夢を見てなぐさめを得たり、逆に悪夢にうなされたりもする。無意識には、私たちのつらさを代償しよう、もしくは大切なことに気づかせようとする作用がある。そのため、感情の暴走とともに、無意識からやってくる夢も活発になることがあるのだ。そして、信頼できる誰かに思いを打ち明けたいという気持ちと同時に、どうせ誰にもこの思いは理解されないだろうし、大切な思いを逆なでされたくもないから、誰にも会わず引きこもっていたいという気持ちとの間を揺れ動く。

(3) 抑うつ期

怒りや悲しみなどの強い感情の暴走が一段落すると、続いて、あるいは同時並行して抑うつ期に入っていくことになる。それでなくとも、葬儀の支度、親戚縁者との付き合いなど、忙しさが一段落し、疲労が募る時期でもあるだろう。一人になって、あらためてあの人（子）がいないという現実が突きつけられ、さまざまな感情のくすぶりを感じながら、絶望、空虚感、なにもする気が起きない、できれば人に会いたくない、という心境が続く。

この時期は次の受け入れ期への準備期間であり、年単位で続くこともある。程度の差はあるにしろ、一般的には喪のプロセスの中で最も長く時間がかかる。次のステップへ向けての土台づくりの時期である。

(4) 受け入れ期

これは抑うつ期から立ち直り期への橋渡しの期間である。感情に振り回されることに疲れ、抑うつ気分に漂う中で、少しずつ、亡くなったという事実を仕方なしに受け入れていく。何度も何度も同じことを考え、同じ感情にもう十分だというほど苦しみ、もがき続けていると、ふとしたことがきっかけで心に日が差すときがやってくる。たくさんの感情、息の詰まるような鬱屈した思いの充満していた心の中に、わずかに隙間が生まれてきて、受け入れの準備ができるのだ。

そして誰かの優しい一言だったり、しぐさだったり、ふと出合った本の言葉や挿絵、音楽の旋律などが心の隙間に入っていき、気持ちをほぐすことがある。あるいは自然の中の木々の音、川のせせらぎなどが、突然味方になったかのように感じられ、心の回復をうながしていくのだ。そして、亡くなった人との新たな関係が、ポジティブなものとして始まっていく。

(5) 立ち直り期

この時期では、亡くなった人と新しい関係の築きが完了する。新たな「世界」の誕生である。そして新たな自分を生きるようになる時期である。この時期に入ったかどうかの指標は、亡くなった人の抱えていた思いや、ともに過ごした日々を、感情や体調が大きく揺さぶられることなく思い出すことができる、亡くなった人の写真や彼らが大切にしていたものに触れることができる、ということだ。

亡くなった人との新たな関係づくりは、人それぞれだが、亡くなった人の使命を引き継ぎ、故人に代わって専念する、亡くなった人の残した思いを心の中に大切にしまっておく、などという形をとることもある。それは、死者となった大切な人との「世界」を新たに心のうちに引き受け、場合によっては、現実社会に目に見える形として表現することでもある。適切な距離を取りながらも、死者とともに生きているのだという感覚を覚えることとも言えるかもしれない。同時に、新たな現実世界を生きる意欲や希望が湧いてくる時期でもある。

このように、喪のプロセスには、おおまかに⑴ショック期、⑵感情の暴走期、⑶抑うつ期、⑷受け入れ期、⑸立ち直り期と五段階がある。もともとショックを受けやすい人、不安になりやすい人はショック期間が長くなる可能性があるし、情感にあふれる人は感情がより強くあふれてくるかもしれない。また、個人的な資質だけでなく、亡くなった人との関係性や亡くなったときの状況によって各段階の重さは変わってくるため、このプロセス通りに進まなかったり、それぞれの時期にきれいに分けられず、いっぺんにたくさんの課題が押し寄せてきたりすることもある。

喪のプロセスはあくまで亡くなった人との関係の結び直しの作業の過程である。亡くなった人との「世界」の再創造はとても個人的なものであるため、そこにたどり着くまでの道にはいろいろな形があるだろう。

多いのは、もう立ち直っていたかと思っていたのに、なにかの拍子にショック期に舞い戻ったり、再び感情が暴走しだしたりすることである。たとえば、命日反応ともいわれるように、命日が近づくと、その当時のショックを思い出したり、再び故人を思う気持ちに揺さぶられたりして、落ち着かなくなることはよくある。振り子のように各段階を行ったり来たりしながら、波が次第に穏やかになって、いつの間にか心和らぐ時間が長く持てるようになっていくのが正常な反応だろう。

喪のプロセスで起こる反応

喪のプロセスの最中に起こる反応としては、感情面での反応を中心に、身体的な反応、認知面での反応、行動面での反応と四つの反応がある。

感情の面では、悲しみや怒り、切なさなどが出てくるし、身体的な面では、だるい、重いなどのほか、眠れない、食欲がなくなる、頭痛や腹痛など身体の痛みなどが出てくることもある。認知面では、混乱して判断がしづらくなったり、亡くなった人のことを常に考えてしまう、ときには亡くなった人が枕元に出てきたり声を聞いたりといわば幻覚のような体験もするだろう。行動面では、泣く、嘆くのほか、社会から引きこもるなどの反応がある（表2）。

なかでも、喪のプロセスで最も大きなウエイトを占めているのは、感情面での反応である。喪の作業に悩んでいる場合、概して感情の暴走が問題になっていることが多いのだ。感情の問

（表2）喪のプロセスでみられる反応	
感情面の反応	悲しみ、寂しさ、不安を感じやすい、後悔、自分を責める思い、怒り、不公平感、苛立ち、かわいそう、絶望、無力感、生きていても仕方ない、思慕、探し求める思い、など
身体面の反応	身体がだるい、身体が重い、眠れない、食欲がなくなる、頭痛や腹痛など身体の痛み、など
認知面の反応	混乱してささいな判断がしづらくなる、亡くなった人のことを常に考えてしまう、亡くなった人が枕元に出てきたり声を聞いたりする幻覚のような体験をする、など
行動面の反応	泣く、嘆く、社会からの引きこもり、アルコールやギャンブル依存の傾向、など

題が複雑化し、身体面や認知面、行動面に影響を与えているともいえる。

中心となっている感情の問題に対してなんとか手立てを打つこと、それは大変だけれども喪の苦しみから自由になるために重要なことであり、そのためには一つ一つの感情を知ることがまず大切になってくるだろう。

どのような感情が出てくるのか

感情の暴走期を中心に、喪のプロセスの間には、さまざまな感情が出てくる。その多くは意識せずに湧き起こってきて、いつの間にか、なにかに対する抑えきれない怒りで、あるいは、胸がつぶれるほどの悲しみで、生きるに値しないと自分を責め立てるほどの後悔で、我を忘れてしまうこともあるだろう。しかし、その感情はどれももっともなもので、それだけ大切な人を喪ったということの証拠である。

(1) 不安

亡くなった人が、これまで自分の人生の中で占めてきた割合が大きい分だけ、さらに亡くなった人との間でつくられてきた「世界」が強固であればあるほど、不安は強くなる。急に自分の一部が失われたようで、その一部を失った今、自分が果たしてこれまで通りの「自分」であるのかどうかもおぼつかなくなり、一人でいることが心細くなることもあるだろう。経済的な問題、社会的な付き合いや仕事の問題といった具体的な心配事から、今後の生活への不安も生じてくるだろう。誰かがまた同じように亡くなってしまうのではないか、という不安もつきまとうことがある。

この不安は、生物の危機的状況を守るために生まれるものである。再び大きなショックを感じてつらくなる前に、あらかじめ不安になっておくことで、「やっぱり予想したとおり」と、ショックで打ちのめされることを和らげる。いわばクッションの役割である。

あまりに不安が強いと、夜も眠りづらくなったり、周りのことが見えなくなり、やたらと電話をかけたり、メールを送りたくなったりするかもしれない。そのほか、声をかけられても心ここにあらずで、人の話が頭に入っていかないこともある。今起きている日常の出来事についていくことができない。

(2) 後悔と自責の念

あの人はなぜ亡くなってしまったのだろう、なぜ死んだのだろう。かけがえのない人は、どうして戻ってこないのか。私たちは、わからない問いに対して、その理由を求めたがる。そして、死なねばならなかった理由が見当たらず、こんなに早く亡くなるはずはなかったという思い、やるせなさが大きいほど、自分のわずかな非を見つけて、それを答えとしてしまうことがある。もっと大切にしていればよかった、あの時、違う選択をしていればこんなことにはならなかったと、後悔し、自分を責め続けるのだ。

それほど強い思いでなくとも、答えのない問い、行き場を失った悲しみを前にして、多少とも自分の非を探したくなる思いはよくあることである。

(3) かわいそうという思い

これまで喪の問題に苦しむ患者さんを診察してきた中で、最も多く聞いてきたこと、それは「亡くなった人がかわいそうで仕方ない」という思いだった。とくに小さい子どもが亡くなったとき、予想もしなかった突然の死、不慮の事故、犯罪に巻き込まれたとき、自ら命を絶ったときなどだ。

自らの死を受け入れて亡くなること、あるいは大往生がいわゆる幸せな死の形であるとしたら、それに当てはまらないような死に方を迎えた人を前に、多くの人は、居たたまれなくなり、「かわいそうだ」という思いを抱いてしまう。それが身近な人であればあるほど、単なる同情の域を越えた「かわいそう」という思いは、強く心を占拠していくことだろう。

(4) 怒り/不公平感/苛立ち

自分を責める思いと同じように、攻撃的な種類の感情である。そこには、なぜ死んだのか、なぜ自分だけがこのような目に遭わないといけないのか、という問いが隠れている。当然のことだが、死に際して、悪意ある関与があった場合、取返しのつかないミスがあった場合、怒りは大きく、癒えにくく、つらいものとなる。尊厳ある死に際し、失礼な態度を取られることも、怒りの感情が強く長く湧き起こる原因となる。

怒りの持つ力は強いので、負けてなるものかとそれが生活を立て直す起爆剤になることがある一方、自暴自棄にもなりかねない。また、本人にとっても理由がはっきりしない怒りの場合、徐々に周囲を巻き込んで、人間関係や社会的立場を壊してしまうことがある。さらに、怒りの感情を持つこと自体に罪悪感を抱き、怒りをあえて見ないように、気づかないようにしている場合もある。しかし、その怒りがたとえ理不尽なものであろうとも、自分に怒りの感情があることに気づくことの意義は大きい。意識の中でとらえられない怒りは、心を疲弊させ、長引く抑うつの原因にもなっていくからだ。

そのほか、仲良く歩いているように見える家族連れ、カップル、小さい子どもを連れた女性など、自分から奪い去られたものを持つ人々に対して、不公平感を抱くこともある。なにげない風景がつらく、自宅から出たくない思いもあるだろう。

以前、米国で喪の作業に対する支援（グリーフケア）についての研修を受講した際、大切な人を喪った怒りを「神を呪いたい」と表現したクライアントが何人もいたが、日本人の場合、神に怒りが向けられることはあまり多くないようだ。むしろ、亡き人とは無関係に見える日常生活のささいな場面に、あるいは自分自身へと、怒りが向けられていきやすい。怒りと認識せず、漠然とした苛立ちを感じ続けている人もいる。

(5) 絶望／無力感／無価値感

「なぜ、自分の手で助けることができなかったのだろう」。ある幼い子を不慮の事故で亡くした父親は、そう言って涙を流していた。この手は力強く、なんでもできると思っていた。なのに、大切なわが子すら守ることができなかった。なんて自分は無力なんだろう。

自分を責め続け、挙げ句には、自分に生きている価値などないのだという無価値感、あの人のいない人生はまったく色あせてしまった、あとはもう死を待つだけという空虚な思いや自暴自棄な心境も、姿を現すことがある。とくに死別直後や、法要の直後など、亡くなった事実、その人との思い出に直面したときに、深い絶望感、無価値感、無力感、ときに死にたい思いが襲ってくることがある。

(6) 思慕／探し求める思い

大切な人と死別したときに、最も湧き起こってくる感情の一つ、それは思慕であろう。亡くなった人を想い、心で常にその姿を追っている。今はもう亡き姿を繰り返し繰り返し思い出し、どこかで死は間違いであってほしい、間違いであったのだと想像する。しかし想像上の再会から、大切な人のいなくなった現実に戻ると、そのたびに喪失の体験を繰り返すことになるので、つらさも襲ってくるかもしれない。

また、思慕の思いを大切に、妻、夫、子ども、両親、兄弟姉妹、友人など亡くなった人がまだ暮らしているかのように、部屋のしつらえをそのままに残しておく場合もあるだろう。どこかでまだ生きているに違いない、そんな思いを心のどこかで信じ、亡くなった人を探し求めずにはいられない心境になることもある。

(7) 悲しみ／寂しさ

思慕と同じく、悲しみは最も大きく、そして長きにわたって心を占めていく感情だろう。言ってしまえば、後悔、怒り、絶望感、それら否定的な感情の奥にあるのは、悲しさや思慕の思いである。寝ても覚めても、悲しみという沼に心も身体もとらわれて、いつまでも新たな一歩が踏み出せない。自分の一部がなくなってしまったような感覚は、寂しさをいっそう深めていく。
いつまでも嘆き悲しむことを、女々しいというイメージでみられることがある。とくに男性の場合、悲しみの感情を受け入れることは、男らしさを失うことになるのではないかと怖れることもあるだろう。これまで努力を重ね、常に前進しようとし続けてきた人の中には、悲しみという、底なし沼にはまり込んでいくような感情にゆだねることをよしとせず、打ち勝たねばならないという信念を持ちたくなる人もいるだろう。

ここでは、喪のプロセスと、その中で湧き起こってくる一般的な感情を紹介した。もちろん人それぞれの生きてきた歴史、亡くなった人と紡いできた時間、ストーリーによってプロセスの進み方も感情の抱き方も異なってくるだろう。しかし、もし喪の問題で今悩んでいるとしたら、一つ大切なのは、あからさまに人には言えないかもしれない感情にしっかり向き合い、たとえどんな感情を抱いたとしても、抱くことに対して自分を許し、受け止めることである。そこから、止まっていた喪のプロセスが、再び始まっていくだろう。逆に、これらの感情を無理に心の奥に押し込んでしまうと、いつまでも喪のプロセスが進まず、抜け出せなくなってしまう。

2　死別後の危機

前節では、個人的な喪のプロセスについてみてきたが、ここでは、喪の作業と社会との関係についてみていきたい。

社会的な営みとしての喪

衝撃の強い死に別れ体験から自分たちの苦悩を和らげるために、昔から現代に至るまで、国や地域などの文化圏ごとに、あるいは信仰する宗教圏ごとに、時代によって形は変遷しつつも、喪の期間の過ごし方はある程度定められてきた。

葬送儀礼の中には、故人を無事に「あの世」へ送り出し、みなで偲《しの》ぶ作業がある。誰かが亡くなると、まず近しい家族の人々に、そして親戚縁者、友人知人などへと、その死を通知することになる。地域によってはお悔み欄が新聞に設けられていて、その死が社会に通知される。社会に知らせることを喪の始まりとして、家では喪室のしつらい、死に化粧の施し、死者へ供える食べ物や、三途の川を無事に渡れるよう死に装束の準備などが始まっていく。

喪のプロセスを進めていく中で、家族を最小単位とする共同体や社会全体でおこなう葬送儀礼は、遺された者の大きな支えであってきた。江戸時代以降、人が亡くなれば、家族親族のみならず、村人総出で死者を弔うように地縁社会が出来上がっていったのだ。たとえ「村八分」にあった家で亡くなった場合も、そのときだけはみな協力をおしまず助け合ったという。具体的な儀式内容は、地域によってそれぞれ特色を持ち、たとえば、東北の恐山では、身内の人が亡くなると、親戚縁者の老婆たちがみなで死者を供養し、イタコの口寄せで死者の声を聞き、さんざんに嘆き悲しんだあと、にぎやかに踊りあかしたのだという。

現在、日本人の多くは仏教に則った葬儀をおこなっているだろうが、お通夜や葬儀が終わったあとは、初七日、四十九日を経て死者は「あの世」へと旅立ち、同時に忌明けとなる。その後も年忌法要は続き、喪が明ける一つの目安となっている一周忌、さらに三回忌と回を重ね、三十三回忌もしくは五十回忌で弔いあげとなる。法要は、故人を偲び、故人の魂を敬いながら、少しずつ亡くなった人の死を受け入れ、新たな現実に慣れていく儀式である。初盆では、まだ亡くなって間もない死者を迎え、私たちの生きる世界に残していった無念があればそれを鎮め、平安に眠れるように願っていく。これは、故人の魂の平安を願うとともに、遺された人たちの平安祈願でもあった。

思えば、日本には、悲しみやつらさから心を守るたくさんの儀礼が、「あの世」と「この世」をつなぐ物語をもとに、社会全体で用意されていたのだ。喪の作業は、基本的には個人的な心のプロセスによるものであっても、さまざまな社会的儀礼や想像の力に助けられてきたといえる。これらを通して、徐々に、大切なあの人は亡くなった、もう生身のあの人はいないのだという事実を受け入れていき、大切な人との「世界」にピリオドを打ち、そして同時に、新しい現実を生きる腹を決めていったのだ。葬送儀礼は、徐々に死を受け入れ、立ち直るための節目を提供するものともいえるだろう。

個人化する喪のプロセス

これに対して、現代の葬送儀礼は、葬儀屋さんに一つ一つ所作を教わりながら慣れない儀礼をこなしていくという具合で進むことが多く、かつての儀式と比べるとずいぶん味気ないものとなっている。

また、高齢社会を迎えて、葬儀を執りおこなうことが負担となり、近しい家族を呼び集め、悼み合う作業さえ難しくなってきた。高齢の父親を亡くしたある年配の女性は言う。「（葬儀は）大きくしたら準備が大変。親戚もみな高齢で、足腰が悪いのに遠くから来てもらうのもなんだか申し訳ないし。お互いに、あっちもこっちも葬儀に行っていては、お金もかかってしまう。だから、(葬儀は) なるべく負担がかからないように小さく終わらせたい」

この先、高齢化、少子化、核家族化がさらに進んでいく中で、従来のような葬儀はいっそう困難なものになるに違いない。総じて社会的営みとしての葬儀は今、個人の心を救うというよりは、運営自体が悩みの種になり、簡素化の傾向にあるといえるだろう。

イギリスの社会学者トニー・ウォルターは、時代による死の形の変遷を述べている。かつて私たちは、神に祈り、共同体で死を迎えてきた。近代以降は、医学をはじめとする科学に全権を預け、家族に見守られながら死を迎えた。現代では、個人の価値観を重視し、個人の選んだ関係性に囲まれて死に臨むようになってきた、という。死の形が、より個人のあり方を重視する方向に変わってきたことと同じくして、死別の形も変化しつつある。日本に目を向けても、同様のことがいえるだろう。

さらにいえば、大都市と地方との間や、世代間における価値観の違いも顕著になってきた。これまである地方の一地域において代々引き継がれてきた儀礼があったとしても、親元を離れ、忙しい大都市に暮らす若い世代がこれを主体的におこなうことはおろか、十分な時間を取って参加することさえそう簡単ではない。合理的で無機質なものが尊重されがちな都市化の波とともに、心を救うに足る儀礼の成り立つ余地は、ますます狭くなっていく。

このような社会の流れや、社会と個人の関係を考えると、今後は、一人ひとりが意識的に心を守り、個人的に喪のプロセスを進めることがより大切になってくることだろう。


しかし、こうして喪のプロセスを個人で進めることが重要になってきたとはいえ、死の悼みをいかに身近な人々と共有できたかは、喪のプロセスをうまく進ませる上で、依然として大きなポイントである。自分自身の悲しみや怒り、思慕の思いが、みなに共有され、それらの感情を代弁するかのような葬儀がとりおこなわれた場合には、それは非常に心強くありがたい支えとなるからだ。逆に、社会の中でみなと悼む作業と、個人的な喪のプロセスとが一致しないとき、しばしば「病い」が顔を出す。

亡くなった人が自分にとって大切であればあるほど、「自分」と「亡くなった人」との関係が、そのまま「社会」と「亡くなった人」との関係には一致しなくなるし、ともにみなで悼みたくとも、多忙であったり、病気をしていたりして、社会とともに悼むタイミングを逃してしまうこともある。こうして個人としての喪の営みと、社会的儀礼をはじめとする身近な人々との悼みの作業とが、質的にも時間的にも大きくずれてしまったとき、私たちは孤独の中で、喪の作業に向き合わなければならなくなる。そしてその孤独は、ときに「病い」を招き入れる余地をつくるのだ。

次に、日本社会のどこかで起きている、死別後の孤独に苦しむ事例を紹介したい。

孤独の中で

(1) お酒で紛らわせる寂しさ

晴美さんに出会ったのは、私が総合病院に勤務していたときだった。その病院に勤務する精神科医は、各自、当番で割り振られた日に、全科の病棟に入院中の患者さんのうち、精神医学的な介入が必要そうな人を診察しに行くことになっている。その日は、内科病棟から連絡があり、ちょうど当番だった私は、いつものように呼ばれた病室に向かったのだった。

晴美さんは腹水がたまり、息も苦しそうで、斜めに起こしてあるベッドに身体をもたせかけながら、片言で話すのが精いっぱいな様子だった。

「わざわざ来てもらって、ありがとうございます」。かすれた声をふりしぼり、挨拶をしたあと、晴美さんは、「夜、眠れなくて。慣れない部屋だからでしょうか」。そうゆっくり話し、そして疲れたのか、何度か咳込んだあと、静かに瞼を閉じてしまった。

カルテを読むと、飲酒のし過ぎで、肝臓が悪くなり、意識を失って救急車で搬送されたのだという。もともと通院はしていなかったらしい。上品そうな初老の婦人が、こういうこともあるのかと、どこか似つかわしくないその姿に、当初戸惑った記憶がある。

体調のいい別の日に話を聞いたところ、晴美さんは一年前に夫を亡くしてから、お酒をよく飲むようになったのだという。

「主人が亡くなる前も、二人で晩酌していました。もともと、私はお酒は好きではないから、付き合い程度でしたけど。

私は、ずっと茶道教室を開いていました。ボランティアで子どもたちに絵本の読み聞かせもしていて。でも、主人に頼っていたんですよ、どこかで。主人がいたから安心してそういうことができていたのね。今も教室は開いていますけど、もう心はないみたい。

主人は、目の前で突然倒れてしまったんです。自宅で。今でも覚えています。一人で死なせてしまったなあと。なにかできなかったのかと今でも考えてしまいますね。

四十九日の法要を終えるまで、とにかく必死でした。子どもたちは一人が東京、一人がアメリカにいるので、なかなか来られないでしょう。一人で準備をしてくたくたになって、やっと終わったと思ったら、どっと寂しい思いが出てしまいました。

子どもたちに主人のことを話したくても、みな忙しいし、それぞれの生活があるわけだし。遠慮して話せなかった。でも、ずっと寂しさが続くんです。なにをしても空しいし、だるいし、元気も出ない。

私、病気なのかしら、病院に行って診てもらった方がいいのかしらと、近所のお友達に相談したんです。すると、『ご主人を亡くしたのはあなただけではないのよ。いつまでも悩んでいないで、一人を楽しんで』と言われて、それがすごくこたえてしまったといいますか……。ああ、誰に相談したって、わかってもらえないことなんだろうなとあきらめてしまったんです。私が弱いだけなんだ、と。それから毎日、ずっと、お酒に頼ってきてしまったんです」

晴美さんは、夫を突然死で亡くしてから、孤独な日々を過ごしていた。悲しみを誰かにわかってほしい、話したい、という思いを持ちながらも、忙しい子どもたちには遠慮し、知人からは新たに傷つくことを怖れて、誰にも相談できなかったのだった。その悲しみや寂しさから逃れるために、飲酒に走ったのだろう。晴美さんはその後、子どもの住む都内の病院へ転院が決まったのだが、転院の日を前にして、肝機能が悪化、そのまま帰らぬ人となってしまった。

とくに高齢になってくると、どうしても未来への希望を持ちづらくなってくる。それなりに安定し、幸せだった長年の生活が突然崩れるストレスは、かなり大きなものだろう。その中で、周囲のサポートが十分に得られず、孤独のうちに喪のプロセスを進めていくのは、想像以上につらかったのではないだろうか。法要も、その準備に一人明け暮れていた彼女にとって、悲しみや寂しさを共有してくれる儀式にはなっていなかったようである。

(2) 誰にも言えない悲しみ

「私、ここ（精神科）で、病気認定されて、薬とかもらっちゃうんですか？」

真理子さんは、当初なにを言ってもにこりともせず、無表情で、一人、精神科にやってきた。近隣の救急病院から紹介されてきた真理子さんは、気持ちが沈みがちで、家事ができないことに悩んでいた。

真理子さんは半年前に、三歳になる次男を不慮の事故で亡くしていた。これから家族旅行に行こうというとき、ちょっと目を離したすきに、次男が見当たらなくなってしまった。隣家の子どもたちと家の前で遊んでいた次男は、一人で大きな道路へ飛び出し、交通事故で亡くなってしまったのだった。

その時のショックはどんなに強いものだったろうか。次男が救急車で搬送され、その死を伝え聞いたときも、状況が理解できず、涙も出なかったという。しばらく、真理子さんは記憶がなかったようだった。以後、救急部の女性医師が月に一回ほど、善意で真理子さんの相談相手になっていたのだが、家事ができなくなってきたことから、うつ病の可能性もあるとして、こちらに紹介されることになったのだった。

こうして真理子さんは、しぶしぶ精神科にやってきたのだが、聞くと、いまだ手のかかる長男、長女のためにも踏ん張って、かなりしんどい日々を送っていたのだった。

思い出すのが怖く、次男の名前を呼ぶことすらできなかった。家にある次男のおもちゃも片づいていない。なぜ、目を離してしまったのかと自分を責めた。長男も長女も、そして隣家の子どもたちも、どうして次男の不注意に気づいてやれなかったのか。行き場のない怒りを感じつつ、その怒りを感じる自分を許すこともできなかった。サイレンの音を聞くだけで悲しみがあふれ、近くの幼稚園を通るたびに、次男が生きていたらここにいたのにと、もやもやとした寂しい気分に襲われていた。

一緒に悲しみを分かち合いたかった夫は、あまり悲しんでいる様子がない。むしろ、家事ができていない真理子さんをなじるので、話し合うことすらあきらめたのだという。真理子さんの両親は早くに亡くなっており、相談相手もいなかった。上の子どもたちを予防接種に連れていけば、知り合いの母親たちから「下のお子さんはどうしているの？」と聞かれ、そのたびにつらくなっていたという。だから、外出も必要最低限で済ませていた。

晴美さん同様、真理子さんもまた、誰にも言えない悲しみ、怒り、寂しさをずっと孤独のうちに抱えていた。真理子さんの場合は、自分が目を離したせいで次男を死なせたと思っており、子どもを亡くしたのだから、このようにつらいのは仕方ない、これは病気ではない、と精神科を受診することに、長らくためらいがあったようだった。

現代の喪と死別後の危機

このような人々に会っていると、考えることがある。一概にはいえないが、もしかしたら現代では、大切な人を亡くしたあとのしんどさからうまく立ち直っていくプロセスを築きにくいのかもしれない。その結果、死別後に精神のバランスを崩してしまうような危機に陥りやすくなっているのではないだろうか。

(1) 孤立化する社会

理由としてはまず、孤立しやすい、ということがありそうだ。

近しい人の死に直面すれば、多かれ少なかれ、悲しみがあふれ出てくるだろう。大切な人の死は、人間は本来孤独であるという事実をいや応なく思い知らせ、寂しさとともに人恋しさを募らせていく。死者を送る葬儀とは、そのような悲しみを他者と共有することで自らをなぐさめ、そして自分は一人ではないという確認によって寂しさを埋めてくれる空間でもある。しかし、その葬儀自体が、孤独のうちにおこなわれたらどうだろう。晴美さんのように、悲しみに浸る余裕もなく、煩雑な手続きに追われてしまうこともある。財産をめぐる骨肉の争いでギスギスしている場合も、悲しむどころではない。そして、いわずもがな、現代は超高齢化、核家族化社会である。その事実も、とくに高齢者の孤立化に拍車をかけている。葬儀を整えたくとも、身体がかなわないという現実的な問題もあるし、みなで悼みたいと思っていても、晴美さんがそうだったように、忙しい子どもたちへの遠慮から、なかなか集まることが難しく、孤独を深めてしまうこともあるだろう。

葬儀が終われば、社会は何事もなかったかのように、いつものせわしなさを取り戻し、決まった時間にテレビはニュースを映し出し、決まった時間に街のスピーカーはメロディを流す。いつもの決まった場所にいるはずの人がもはやいない、と気づくのはそのときである。夫を亡くした晴美さんも、子どもを亡くした真理子さんも、一番悲しみを分かち合いたかった子どもや夫と気持ちを寄せ合うことができず、孤立に拍車をかけていった。

かつては、親族身内で大げさなくらい嘆き悲しむことを当然としてきた地域も多い。あるいは、いくつも節目となる儀礼をつくって、少しずつ感情を鎮めてきた。その時に欠かせなかったのは、悲しみを理解し、共有できる人たちの存在だ。この理解し合う共同体で悼むということは、日本人にとって、とくに重要なことなのではないかと思っている。

事実、東日本大震災のあとも、東北では、自殺率にさほど変化はなかったという。震災の数年後に東北の地を訪れた際、「はまってけらいん、かだってけらいん」と書かれた旗が、共同住宅の公共空間にはためいていることに気がついた。思わず、同行していた現地の医療スタッフの一人に説明を求めると、それは、自殺対策の一環で、東北の言葉で「集まりましょう、語りましょう」の意味だという。有事をともにし、喪失した悲しみを持つ者同士、語り合うことで背後に横たわるつらさを分かち合うことは、これだけの大災害が起きた数年後にも自殺率が高まらなかったことにつながっているのではないだろうか。

ただ、東北の中でも福島県内では、自殺率が依然として高い。自殺の原因は多角的にみる必要があるだろうが、原発の影響で共同体が離散してしまったこと、また、「原発」＝「放射能」というイメージが先回りし、新たな地域での受け入れ側に生じた戸惑いとのはざまで、孤立を深めていったこともあるのではないかと思う。

生産性や、楽しむことこそ礼賛される現代は、たとえ、いつまでも癒えない思いを強く持っていたとしても、周りに迷惑をかけないよう、面倒な感情は隠し、なるべく早く社会に戻らねばならないと感じてしまう。いつまでも悲しんでいては良くないし、周りも心配させてしまう。

心配させるどころか、その重さを敬遠されてしまい、余計に孤立を深めかねない。

この孤立は、現代における豊かさと悲惨なものごととの乖離によっても拍車がかかる。普段私たちが暮らす社会は、物質的に満ち足りた豊かなものである。物が壊れれば、すぐに替えが手に入る。安価な品も多く、気軽に物を交換できるようになった。今日と同じ明日が約束されている。すると、取返しのつかないことへの想像力が乏しくなってはこないだろうか。人は誰もが死ぬものだ、そして、その死は本来予測できず、リセットもできないものなのだという事実を忘れそうになってしまう。その中で、自分の大切な人が悲惨な事故に巻き込まれ、亡くなってしまったとしたら、まさに青天の霹靂《へきれき》だろう。

まだ平均寿命も短かった近代以前や、戦争でたくさんの人が亡くなっていった明治、大正、昭和初期には、誰もが死別体験を身近に感じていた。だからといって、その悲しみが浅かったというわけでは当然ない。ただ、その時代であれば、誰もが苦しい、つらいのは自分一人ではないのだ、ということが暗黙のうちに共有されていたかもしれないし、自分が我慢すれば日本のためになるのだという思いに支えられていたかもしれない。

しかし今、突然、病気で、不慮の事故で、あるいは悲惨な事件で、かけがえのない人を亡くしたとき、いったい誰が気持ちをわかってくれるだろう。逆に、悲しみに暮れる人を助けたいと思ったとしても、どう対応していいかわからない、余計なことを言って傷つけてしまいたくないと、そばから離れることしかできないかもしれない。

(2) 忙しさの落とし穴

死別後の深い孤独の中で、心の拠り所になるのが、一つには仕事への没頭である。立ち止まることさえ許されないほどの忙しさは、しかし実は、現代において死別後の危機に陥りやすくなる二つ目の要因である。

死別後、悲しみを見せず仕事に没頭するあまり、喪のプロセスが止まってしまい、うつ病となって精神科を受診したケースを紹介する。

肇さんは、妻に連れられて、精神科にやってきた。かぶっていたキャップを脇に抱え、礼儀正しく挨拶をすると、おずおずと席についた。ここ最近、頭がぼうっとして、仕事に集中できなくなっているのだという。とくにこの一カ月の間はミスも多く、上司からも休みを取るように言われ、病院受診をすすめられたのだと言って、妻の方を振り返った。

「主人は、夜眠れていないようなんです。苦しそうに寝言を言ったり。昼間急に落ち着かなくなって、食事中に突然立ち上がって自分の部屋に閉じこもったりして、おかしいんです。もともと仕事が好きで、仕事人間よね。とくにここずっと忙しくしていて、休日も出勤していたんですよ。その疲れが出たのでしょうか」

妻の話を聞きながら、ああ、肇さんは、おそらく仕事を頑張る人に多い疲弊型うつ病だろうと目星を付け、次に本人と一対一で経過を聞くことにした。

「いつぐらいから調子が悪くなってきたのでしょうか」

八割くらいの人には、職場の異動で立場や仕事内容が変わったり、異動してきた上司とうまくいかなかったりと、調子が悪くなったきっかけがある。しかし、肇さんの場合は、仕事も人間関係も順調で、とくに大きなきっかけはなさそうだった。しいて言えば、と肇さんが答えたのは、「社長の親が亡くなったんですよ。もう二カ月経つかな。社内でお花とか用意するじゃないですか。そういう準備の回覧板が回ってきたら、急に苦しくなってきてね。頭がぼうっとするというか。たぶんそれから、仕事に集中できなくなってきたんです」

これほど親身になって心配するというのは、肇さんと社長さんとはずいぶん仲が良かったのだろうか。あるいは、もしかしたらとてもアットホームな会社なのかもしれない。そう思っていたら、実際のところ、社長さんとは通りすがりに会釈をするくらいの関係で、直接話したことは数えるくらいしかなく、当然そのご家族のことも肇さんはよく知らなかった。

では、なぜそんなに肇さんはこたえてしまったのだろうか。肇さんが、うつ病にまでなってしまったその理由が、治療を進めていくうちに次第に明らかになる。

「三年前に母を看取ったんです。脳梗塞をやっちゃって、長い間自宅で介護していたんですが、最期は施設で亡くなったんです。自分も仕事で忙しかったとはいえ、もっと面倒をみてあげればよかったというか。母は……すごく苦労を重ねてきた人だったから……（と涙を流しながら）最期くらい、幸せであってほしかった。幼いころから奉公に出されていて、働きづめで、結婚してからも、父や私たち子どものために、必死で働いてくれたんですよ。父は自由奔放な人でしたけど、母は自分を犠牲にしていたんじゃないかな。

そんな母に、私はなにかしてあげられたんだろうかって。今になって後悔しちゃって、きりがないんです。母が亡くなったあとも、ちょうど年末で仕事が忙しい時期だったから、母のことは考えないようにしていました。まあ、いい年をした男が、母親の死をいつまでも悲しんでいたらみっともないじゃないですか。くよくよ考えたって、仕事は回っていかないし。

社長の母親が亡くなったっていうお悔みの紙を見たときね、きっとはっと思い出したんだと思うよ。これまで考えないようにしていたけど、あの時どこかで、気づいちゃったんだよね、まだ母親に親孝行できてない思いが残っているんだって。うつになったときは、自分がつらくてどうしようもないことと、母親のこととはなんの関係もないと思っていたけど、こうやって素直に泣けるようになって、あらためて母親を供養したいと思っているんです。もう三回忌も終わっちゃって、自分だけ取り残されちゃった寂しさもあるんだけどね」

肇さんは、うつ病として治療をおこなった。しかし、うつ病の背景には、母親の喪のプロセスをきちんと進められなかったことがあったのだ。そして、うつ病が回復に向かうとともに、「遅れてきた喪」と正面から向き合うこととなる。

母親の死後、もともと仕事人間だった肇さんは、ひたすら仕事に打ち込んだ。そのことで、母親の死で湧き起こった悲しみも、後悔も、虚しさも、すべて見ないようにできていたのだろう。けれども、社長さんの親族の死の知らせをきっかけに、心のどこかに亀裂が入り、もはや仕事に集中できなくなってしまったのだ。うつ病で仕事を休まざるを得なくなった肇さんは、その静養過程でようやく母に対する思いが蘇り、母親の死を悼む作業が始まったともいえる。

もちろん、喪のプロセスが踏まれていき、新たな一歩を進みだすという意味で、仕事に精を出すことは意義のあることだ。また、人によっては、なにか気が紛れることをしながら、同時に喪のプロセスをたどっていく方がいい、ということもあるだろう。

ただ、人間には心があり、その心の問題がおろそかにされていると、いつか現実面で破綻をきたすときがくる。肇さんのように、彼にとって特別な存在だった母親に対する喪に蓋をして、がむしゃらに仕事に邁進していると、ある時、ふと虚しさや絶望に襲われる。休みたくても仕事を休めないということもあるだろうが、自分の感情に蓋をし続けることは、あとになってダメージをもたらすのだ。

孤立しやすいこと。仕事に忙殺されていること。そういったことが、今の社会の風潮としてあるのではないだろうか。そして、これらの状況が、現代人を死別後の危機に陥りやすくする土壌をつくっているのではないかと思うのだ。

時代の流れもある。かつてのように、共同体で死者の魂を鎮めながら、生き残った者の悼みを受け入れ、なおかつ死者たちの集合体である先祖の魂を神として敬ってきた習俗が消えかかっている中で、大切な人との死別後に重要になってくるのは、個人的な喪のプロセスであり、その比重は次第に増しているように思われる。

そして、時代の流れと社会の風潮が相まって、一人ひとりが孤独の中で喪のプロセスをたどらざるを得なくなったとき、その途上で、しばしば心の病いが迷い込んでくる。

では、この場合の「病い」とは、どういうことなのだろうか。そして、真理子さんが戸惑ったように、いったいどこからが治療が必要な「病い」と呼ぶにふさわしいのだろうか。

第2章

死別後シンドローム

―喪の悲しみが病いになる―

1　悲しみが病いに変わるとき

大切な人が亡くなったら、誰だって悲しくなる。自分にとって大切な人であればあるほど、かけがえのない人との死に別れほど、私たちをより深い絶望の淵に沈み込ませる。しかし、時間薬とはよく言ったもので、どんなに深い苦しみも、時間が経つとともに次第に和らいでくるから不思議である。

ただ、いくら時間を経ようが、苦しみがいっこうに和らがない場合がある。むしろ次第に悪くなり、体調を崩してしまうことさえあるのだ。

大切な人を亡くしたあとの心身の不調

その苦しみは、大切な人を喪ったことに対する単なる悲しみだけではないことも多い。悲しみに向き合う余裕すら奪っていく大きな経済的な損失、あるいは生活基盤そのものの喪失が悲しみに追い打ちをかけることがある。たとえば、二人暮らしだった高齢夫婦で、配偶者のどちらかが先に亡くなるとき、あるいは幼少期に親を亡くすとき、死そのものの衝撃に打ちのめされるだけでなく、その出来事は安定した生活環境を根こそぎ奪っていきかねない。

ある八十代の男性は、妻を亡くしてから悲しみに暮れていたのだったが、同時に、これまで妻がやってくれていた家事が一切できず、次第に家がごみ屋敷のようになってしまった。診察室での印象だけでなく、同僚やほかの病院スタッフからも話を聞いたところでは、男性の場合はとくに家事や日常生活のささいな用事が立ち行かなくなってしまうことで、女性の場合は経済的基盤を失うことで、悲しみが深まっていくことが多いようだ。

このように、これまで生活や思いをともにしてきた大切な人との死に別れ体験は、死そのものが引き起こす悲しみだけでなく、私たちにとって必要不可欠なさまざまな基盤を奪っていくことがある。死に別れ体験のあと、こうしたストレスが相まって、さまざまな面で不調が出てきやすいことは、これまでにいくつもの調査結果から指摘されてきたことだ。脅しのようになってしまうが、具体的に報告されてきたことを列記してみたい。

(1) 身体の不調が出やすい

まず、身体の不調が出てきやすいことがわかっている。たとえば、頭痛、腹痛、お腹をくだす、胸の痛み、動悸、息苦しさ、めまいなどである。とくに、身体のどこか特定の部分の痛み（頭痛、腰痛、耳痛など）は、配偶者を亡くした人の場合、そうでない人に比べ、三倍近くも多くみられるともいわれている。ただ、こうした不調は、身体の特定の場所に問題があるわけでなく、原因がわからないことも多い。

そのほか、高血圧などの生活習慣病にかかりやすくなる、がんや心臓の病気にかかる率も、死に別れ体験のない人々に比べ高くなることがいわれている。

(2) 精神の不調が出やすい

死に別れ体験後、大きな問題となるのは、複雑な感情が心のうちを行き来することである。わけもなく不安になりやすいし、後悔や自分を責める気分でいっぱいになり、悲しみ、寂しさ、なぜ自分だけがこんな苦しい思いをしなければならないんだという怒りや不公平な思い、絶望感、無力感、虚しさなど、その時々によって、簡単には説明のつかない思いが次々に襲ってくる。そのため、放っておくと、気づかぬうちに精神的不調をきたすことも多い。

具体的には、睡眠障害、うつ病、不安症、心的外傷後ストレス症（ＰＴＳＤ）にかかりやすいといわれている。また、衝動的に死にたいと思うこと、深刻に死ぬことを望むこと、そのように自ら死を強く意識することが増えるともいわれる。

(3) 依存症になりやすい

一番多いのは、アルコールへの依存である。前章でも紹介したように、そして、本章の第3節でも紹介するように、死に別れ後からアルコールが手放せなくなるという人は多い。とくに、子どもを亡くした人の発症割合が高いことが統計上でわかっている。アルコールに頼り過ぎると、抑うつ気分にもなりやすくなる。

喫煙本数が増える、市販薬や処方薬に過度に頼ってしまい、決められた量以上にたくさん飲んでしまう人もいる。それらが回りまわって、身体の不調につながっていき、健康へ悪影響をもたらしていくこともあるだろう。こうしたアルコールや煙草など物質への依存は、悲しみを長引かせることがわかっている。ギャンブルがやめられない、買い物がやめられない、など行動に依存の問題が出てくることもある。最近では、ゲームへの熱中もあるだろう。つまり、喪った悲しみ、心にぽっかりと開いた淵をなにかで埋めようとするのだ。

(4) 死亡率が高い

大切な人を亡くすということは、その後の寿命にも関わってくる。配偶者との死別後の健康状態を調査したものの中には、六五歳以上の女性、男性ともに、配偶者との死に別れを経験していない夫婦に比べ、死亡率が高くなるという調査結果がある。心疾患、がんでの死亡率も高い。なかでも、配偶者との死別後一年以内の男性では、配偶者との死別体験がない男性に比べ、自殺率が三倍以上と高い。

子どもを亡くした親も、とくに母親で、死亡率・自殺率が高いことが知られている。死に別れの状況からみてみると、老衰死ではなく、交通事故や犯罪に巻き込まれた死、自殺などによる予想もしなかった死に別れの場合に、遺された者の死亡率がより高くなっている。死に別れから数週間以内での自殺率が高いばかりでなく、ある程度年月を経た時点でも死亡率が高いという調査結果もある。

このように、大切な人との死に別れの悲しみだけでなく、なんらかの症状になって本人を苦しめ続け、結果、現実を生きることがしんどくなったり、実際に日常生活が送れなくなったりしていくことがある。それが「病い」である。

この「病い」はこれまでの医学的診断のやり方では、はっきりと輪郭がつかみきれず、治療対象となりにくかった。数値で診断される糖尿病や高血圧、客観的に症状が把握できる統合失調症やうつ病などの病気とは違い、より主観的な、私たち一人ひとりの感じる苦しみが、「病い」を判断する重要な基準になってくるからだ。

ただ、より症状がはっきりしてくると、「病い」は客観的に見ても病気になっていく。つまり、悲しみの「病い」は、なにか別の病気へと姿を変えていくことがある。大切な人との死別の苦しみが、直後だけで済めばいいのだが、そう簡単にはいかず、長い期間続いていき、ひいてはがんなどの慢性の病気や、依存症などの精神的な問題に至っていくことがあるのだ。死の衝撃がもたらす複雑に絡み合った感情のストレスが積み重なって、知らず知らずのうちに身体や精神に不調をきたしていく。

大切な人を亡くしたのだから、そのあとに私たちを襲ってくる苦しみとしての「病い」は、人間に与えられた避けられない試練なのだろうか。あるいは、苦しみのうちにも、避けられる部分があるのだろうか。

近年、今まで輪郭のはっきりしなかった死別後の「病い」を、初めて診断名として明確化しようという動きが出てきた。このことは、たとえ死に別れ後の苦しみといえども、防げる苦しみがあり、あるいはこれ以上苦しまなくてもいい苦しみがあるということを意味している。

新たな病い「遷延性悲嘆症」

こうして新たに精神医学の中で登場したのが、「遷延性悲嘆症」(「遷延」は長引くこと)という病名だ。この診断名は、二〇一九年に誕生し、まだ生まれて間もない。世界共通の診断名として本格的に使用が開始されるのは、二〇二二年からである。しかし、大切な人を亡くしたあと「悲しみが長引き、なかなか解決しない」ということの問題を初めて疾患と認定するにあたっては、約三十年にわたって調査がなされ、議論が積み重ねられてきた。

「大切な人を喪って悲しむのは当たり前、いくら長く続こうが正常なのだ」「なんでもかんでも病気にしてしまうのはいかがなものか。人間の回復していく力をないがしろにしているのではないか」という意見も当然のことながらある。そして、「もし、病気とみなされ治療が必要になったとしても、それはうつ病として、これまでのようにうつ病の治療をすればいいのではないか」などとも指摘されていた。

それでも「実際、亡くなった人のことを考え続けるあまり身体や精神に不調をきたし、日常生活が送れなくなってしまう人がいる以上、これを早めに疾患として救い出し、体調がどんどん悪くなる前に予防あるいは介入した方がいいだろう」「なんでもうつ病にしてしまって、薬で回復させようとする方が良くないのではないか」という考え方が広まり、精神医学上に「遷延性悲嘆症」という新しい診断名が生まれたのである。

死に別れをめぐるこの疾患は、人類共通のテーマでありつつも、文化差、さらには個人差も大きい問題であることから、いまだに診断基準や罹患《りかん》率について調査が続けられている。また治療としても、これまで精神科治療を助けてきた薬物治療に限定せず、看護学や心理学など医学周辺の分野からさまざまなケアが考案され続けている。こうしたことから、本書では「遷延性悲嘆症」を、これまでのように医学的治療が中心となる「病気」と区別し、より広い意味合いを持った「病い」という言葉で表すことにする。

また、専門家以外にはなじみにくい「遷延性悲嘆症」という病名も、ここでは、よりわかりやすく、かつ実態に即した「死別後シンドローム」という名前で呼ぶことにしたい。

十人に一人が死別後シンドロームに

死別後シンドロームは、単純にいえば、大切な人を喪ってから、亡くなった人への悲しみ、想い焦がれる気持ち、自分を責め続ける思いなどが心を占拠し、その人のことが常に心にあって、いつになっても心が楽にならない、というものだ。前に進んでいかない状態、終わりの見えない喪失なのである。なぜそこまで苦しむのか。それは、亡くなったその人が、これまで生きてきた世界をともに共有し、まるで自分の「分身」のように感じていた人だったからだ。だからこそ、喪失した事実をいつまでも受け入れられず、その結果、心身にさまざまな不調をきたしてしまうのである。

では、実際、どれくらいの人が、この死別後シンドロームで苦しんでいるのだろうか。国ごとにデータはさまざまなのだが、十年以内に大切な身内（親やパートナー、兄弟姉妹、子どもなど）を亡くした成人のうち、この病いに苦しむ人の割合は、約五〜二〇％、おおまかに一〇％いるといわれている。これは米国をはじめ欧米圏での調査結果だが、日本でも同様、七〜一〇％という報告が出ている。つまり、だいたいの見積もりでいえば、大切な人を亡くした成人のうち、十人に一人が、死別後シンドロームになっている可能性があるということだ。

どこからが「病い」なのか

大切な人と死に別れたために絶望の淵に追いやられること、これは、人間であれば当たり前に起こり得る状態であって、精神医学の中でも、今まで「病い」とはみなさず、ある意味その悲しみを尊重しつつ扱ってきた問題であった。いかに絶望が強く、抑うつ気分が続き、一見、うつ病のように見えることがあっても、時間さえ経てば立ち直るだろうと、うつ病と診断して治療するには慎重となるよう、注意が喚起されてきた問題だったのだ。大切な人が亡くなったら、誰もが一時的に落ち込み、ときに眠れなくなったり、食事も喉を通らなくなったりするかもしれない。それは一時的な死別反応であり、これから病気になる可能性はあるもののまだわからない状態（移り変わりの時期）であるとして、精神医学の領域ではこれまで病気とみなしてこなかった。

私たちの間でも、死別反応がいかに長く続いても、それは仕方のないことだと思ってきたところがある。四十九日に始まり、百日法要、一周忌、三回忌……三十三回忌に至るまで、何度も何度も亡くなった人を思い出し、語らう機会を大切にしてきた私たちである。ときに、かけがえのない人を亡くしたのだから、悲しみは癒えなくて仕方ないものなのだ、と納得しようとしてきたかもしれない。

しかし、死別の悲しみは人の定めだとあきらめていると、気づかないうちに、自分自身を蝕ませるがままにしてしまうことがある。あるいは、この苦しい心は耐え得るものだと思い込み、その苦しみにのまれることを仕方ないと納得してしまう。こうして、誰もがなり得る死別反応は、いつの間にか「病い」に沈み込んでいき、さらには知らず知らずのうちになんらかの深刻な病気をも引き起こしてしまうのである。

では、どこからが「病い」の始まりなのだろう。その区切りとしてはっきり境界線を引くことはできないが、重要なのは、どれくらいの強さの苦しみなのか、そしてその苦しみは、どれくらい長く続いているのか、という「程度」と「期間」である。

程度についていうと、死を受け入れることができない思い、自分の一部を失ってしまったような虚しさ、人生に前向きになれない状態、喪ったことへの怒りなどの苦しみが、日常生活に支障をきたすほどに続いていることが目安になる。また、期間については、世界保健機関（WHO）の診断基準では、「少なくとも六カ月以上経ても変わらず苦しみが続いている」という目安が設けられている。

しかし、ここで考えておかなければならないのは、文化が違えば、「病い」のとらえ方も違うことがあるということだ。たとえば統合失調症のような疾患は、かつて、一部の地域では患者がシャーマンとして崇められ、「病い」と認定されてこなかった。そして一九世紀以降、近代化するにしたがって西洋を中心に増え始め、重症化していったのである。このように、精神疾患というのは、少なからず文化や時代の影響を受けているものだ。

なかでも、人間の最も根本的な問いである、いかに死の問題を考えるか、いかに死に別れの悲しみを受け止めるかについては、それぞれの文化によって個別の答えが用意されてきただろう。死の悼み方は文化や宗教の影響を強く受けており、その違いによって、「病い」と「正常」の境は微妙に変わってくるはずだ。

その意味では、「期間」も例外ではない。国際的な診断基準では、「少なくとも六カ月」が一つの目安になる。しかし、悲しみからの回復に、もっと時間をかける地域・民族もあるだろう。逆に、早い段階での社会復帰が望まれたり、悲しむことで孤立を深めてしまいがちな社会では、より短い期間で「病い」と認定することが適切かもしれない。

死別後シンドロームの目安

では、私たち日本人の場合、どのような症状がどのくらいの強さで続いていると、「病い」と考えられるだろうか。

ここでは、私自身のこれまでの診療経験や国際基準を踏まえて、死別後シンドロームであることをうかがわせる目安を書いておく。

次のチェックリストの⑴、⑵が両方当てはまり、なおかつ、⑶から⑽の八項目の中で、四つ以上当てはまっていること。そして、それらの症状が、日常生活を送りづらくさせるほどの強さで続いている場合、死別後シンドロームの状態に入っている可能性が高い。（あくまで状態の目安であり、この基準だけで「病い」と認定はされない。一人ひとりの状況を踏まえた医師の診断が必要である）

死別後シンドローム〈チェックリスト〉

まず、次の二つのことが前提である。

(1) かけがえのない人を亡くして、少なくとも四十九日が過ぎた。
(2) 毎日、亡くなった人のことを考え、ふさぎ込む時間があり、その時間は日を経ても減っていかない。あるいは、思い出さないように、意図的に話題を避けている。
そして、次の(3)から(10)のうち、四つ以上の項目が当てはまる。
(3) 亡くなったのは、自分のせいなのではないかと、自分を責める思いから逃れられない。あるいは、家族など特定の人を恨んでしまう。
(4) なぜ亡くならなければならなかったのか、かわいそうで居たたまれない。
(5) 自分は悲しみを見せたらいけないと思う。あるいは、家族や同僚、友人など身近な人に自分の悲しみを話すことができない。
(6) あの人がいなければ、生きていても仕方ないと思う。
(7) 家事や仕事は、義務としておこなっており、以前と比べ楽しさはない。
(8) 以前に比べ、外出することを控えるようになった。とくに、人の多い集まりには出たくないと思う。
(9) 身体のどこかが痛い、ひりひりする、だるい、など不調があるが、原因がわからない。
(10) 亡くなってから、アルコールなどの嗜好品やギャンブルなどを常習するようになり、やめられなくなった。

正常ならば、これらの症状が出てきても、亡き人を思い出しては悲しみ、また日常に戻ることを振り子のように行ったり来たりしながら繰り返す。そして、徐々にそれらは和らいでいき、時を経る中で立ち直っていけるだろう。しかし、死別後シンドロームであれば、この振り子は動かない。いつまでも同じ場所にとどまり続けている。そのため、この症状は和らいでいかず、次第に日常を壊していきかねない。

いつまでも同じ場所にとどまり続けているとは、心理的にどういうことだろう。

それは、「喪のプロセスが進んでいかず、いつまでも亡くなった人とちょうどいい距離が取れない状態にある」ということである。亡くなった人とこれまでつくってきた「世界」に居続け、亡くなった人との新しいつながりが持てなくなっている。喪のプロセス段階の表でいえば、⑴ショック期、⑵感情の暴走期、⑶抑うつ期のいずれかでとどまっている、あるいは、自分自身の病気や家族の問題や、多忙な仕事続きなどが原因で、喪に服す余裕すらなく、喪のプロセスを始めることを棚上げしていた場合である。

亡くなった人への悲しみや後悔が極端に強いとき、私たちは亡くなった人にぴったりと寄り添い、一緒に苦しみたいと願ってしまう。半面、あまりにつらくなるからと、亡くなった人のことを考えたり思ったりすることを避け続け、亡くなった人との関係を断ち切ろうとしてしまうこともある。つまり、亡くなった人との距離が近過ぎるか、遠過ぎるか、の状況になっており、適切な関係が築けていないままなのである。これらは、どちらも、「病い」になっていく危険性をはらんでいる。

「病い」と「正常」の間

喪のプロセスをストップさせてしまう状況には、たくさんの場合が考えられる（第3章で詳しく述べる）。しかし共通するのは、前述したように、整理のつかない感情に圧倒され続けること、あるいは圧倒されそうになるために、感情に蓋をし続けることにより、どうしたらいいのかがわからなくなってしまうということである。

では、感情の問題が整理できていない場合、どこまでなら正常で、どの時点でそれは「病い」となっていくのだろう。いくつかの例をもとに考えてみたい。

(1) 息子を亡くして、涙が止まらない

「私は病気なのでしょうか、おかしくなってしまったのでしょうか?」

週に一回、企業内に設けられた診療所に勤務していたとき、まだ二十代の年若い息子を骨のがんで亡くしたという和志さんが、緊急で受診してきた。「毎日泣いています。私もですが、

カミさんの泣く姿も見ていられなくて。悲しくて、ここ一週間、夜も眠れないんです」

　無事に葬儀を済ませ、会社の忌引き期間も終わった。だからといって悲しみが消えていくわけではなく、息子への思いは日増しに強くなっていくばかりである。取り乱している妻の様子を見ているだけでも気が気ではない。しばらく夜も眠れないので、日中の集中力も落ち、よほどしっかりしていないと考える力もなくなってしまいそうだ。そのうち、涙ばかり流す自分は狂ってしまったのではないか、病気なのではないか、と心配にもなってくる。そうして自分の置かれている状態がわからなくなり、診療所にやってきたのだ。

　その後、和志さんは三回ほど睡眠薬をもらいに診療所を訪れたが、診察の回を重ねるごとに自分の力を取り戻しているように見えた。もちろん悲しみが消えてなくなるわけではないが、薬の力を借りずとも眠れるようになり、三カ月ほどで仕事へも復帰し、日常へ戻っていったのである。

　ここで一つ目安になるのは、やはり「期間」である。悲しみが頭から離れない、家族がとても心配である、夜も眠れない、日常のささいなこともミスしてしまう、そのような症状が多少とも出てくるのは、「病い」ではなく、前に述べたように「死別反応」であり、和志さんのように三カ月程度であれば通常の反応なのである。

　そしてもう一つのポイントは、いくら強い苦しみだったとしても、時間を経るにしたがい「症状が和らいでいっている」ことである。和志さんは悲しみに向き合い、涙を流すことで、あふれる感情に少しずつ対処していったのだろう。日が経つにつれ、客観的にも、悲しみが和らいでいったことが明らかに見て取れた。少しずつ最愛の息子の死という事実を受け入れ、亡き人との新たな距離感をつかんでいったのだろう。揺れ戻しはこれからもあるだろうし、悲しみがそのたびに強くなるかもしれないが、一度でも喪のプロセスをたどっていれば、おそらく今後も乗り越えていけるだろう。

しかし、このような苦しさを抱えながら、誰とも悲しみを共有せず、眠れない日が長く続いていたら、体力は失われ、「病い」の域に入っていくかもしれない。常に亡くなった人のことを考え続け、日常のことが手につかない状態が続けば、死別後シンドロームにつながっていき、精神や身体の不調をきたす深刻な状態へと進んでしまう可能性がある。

(2) 死んで、あの人に会いたい

夫を病気で亡くしてから一人で暮らす初老の陽子さんは、なにをしても疲れが抜けなかった。すぐに疲れてしまうので、日用品を買い出しに近くのスーパーまで行った日は、半日寝込んでしまうこともあったという。家では、生前夫が好きだった食べ物を仏壇前に供え、朝、晩、遺影に話しかけては涙する日々だった。病気のため食事の制限が必要だった夫に対し、夫の言う

がまま食べたいものを作っていた陽子さんは、ああ、もっと自分が夫の健康を気にかけていればよかった、どうしてなんでも食べようとする夫をきつくいさめることができなかったのかと、後悔の念は尽きなかった。

おしどり夫婦だった二人は、いつも連れ添ってそれぞれの病院通いをしていたのだが、夫が亡くなると、陽子さんも持病で通っていた病院に行かなくなってしまった。もう年齢も年齢だし、あの人と過ごしてきた以上の楽しい日はもう来ないだろう。早く死にたい。あの世でまた一緒になりたい。夫が亡くなって二カ月経ったころ、夫の持病用の薬を大量に飲んで自殺未遂をし、緊急で病院に運ばれたのだった。

一見すると、純愛物語を垣間見ている気がしないでもない。しかし、愛する人のもとへ行くために死を選ぶのは明らかに「病い」であり、美談として終わらせていい話ではない。

救急部での治療、精神科での静養治療を終え、陽子さんはすっかり元気になった。入院中、友達になったという同年代の女性たちとともに、日々さまざまな談義を重ねていたらしい。その友人たちの中には、「食べたいものを食べさせられないで家族を亡くして、後悔している人もいたんです。どうせ死ぬんだから、夫は食べたいものを食べられて幸せだったと思うことにしたわ」。そう言って、にっこり笑うようにもなっていた。病院に運ばれた直後に漂っていた悲壮感は、いつの間にかなくなっていたのだった。

仏壇に食べ物を供え、日々祈り、亡くなった人と会話をすることは決して「病い」ではない。むしろ、それは亡くなった人を悼み弔う昔ながらの方法であり、ここまでは健康なあり方の一つである。さらに、亡くなったばかりのころは、亡き人のそばに行きたいと、死ぬことすら頭をよぎることもあるかもしれない。陽子さんがそこから「病い」を深めていったのは、彼女にとって、亡き夫との世界がすべてであり、「亡くなった人と距離が取れなくなった」ということなのではないだろうか。後悔することで、亡き夫を取り戻し、そばに居続けたいと願っていたのだ。一人暮らしで、夫以外の人とあまり交流を持っていなかったことも災いした。

こうして、喪のプロセスは止まってしまい、思慕や後悔、自責の念は日増しに強まり、夫のもとへ行く（自ら命を絶つ）こと以外に解決策がないとまで思い詰めるようになる。死別から二カ月たらずの出来事であったが、和らぐことのない強い症状を考えると、この場合は「病い」に陥っていたといっていいだろう。

(3) 一人になって不安で仕方ない

大切な人が亡くなった場合、一時的に不安になるのはごく当たり前の感情である。しかし、時々、本人だけでなく、その異常な行動に周りも混乱し、病院に相談が入る場合もある。

信夫さんは、七十代の男性である。これまで家のことは妻に任せ、仕事に邁進し、そして休みの日には趣味のゴルフを楽しんできた。子どもは四人いたが、みな独立して所帯を持って暮らしていた。信夫さんはこれまで家のことをあまり顧みなかったからか、子どもたちはみな母親になついており、妻亡きあと、子どもたちが信夫さんの家に顔を出す回数も減ってしまったという。

妻が亡くなってひと月経つか経たないころから、信夫さんはささいな不安を一人で抱えることができず、子どもたちに確認の電話を入れるようになった。毎日欠かさず子どもたちに電話を入れては、何度も同じことを確認するのだった。何度も同じことを伝えているのに……これはもしかしたら認知症の始まりなのではないか……と心配になった長男夫婦が、念のためにとその日、信夫さんを連れて認知症外来を受診したのだった。

診察では、信夫さんに認知症の気配はなかった。おそらく、妻を亡くしたばかりで、環境も変わり、孤独な中で不安が増したのだろう。信夫さん自身も妻を亡くした寂しさに関しては思い当たる節は十分にあったようだが、今はあまり語りたくないようだった。この場合、死別反応の一つの症状として、不安が強くなったのだろうと推測する。そして今の信夫さんは「病い」だとはいえず、もう少し様子を見てもらうことにした。

死別の直後は、どうしても心細くなる時期である。すぐには亡くなった事実を受け止めきれず、亡くなった人との距離も取れないだろう。信夫さんの場合は、これから四十九日などの法要を繰り返す中で、徐々に亡くなった事実を受け止め、悲しみが噴出し、喪のプロセスが始まっていく可能性が十分にある。このように、最愛の人の死からまだ日が経たないうちの不安に対しては、「病い」として対処するよりも、気心の知れた人や身内の人々からの声かけを増やし、静かに見守っている方がいいだろう。

しかし、不安も、「程度」によっては、心理療法をはじめ医療の力を借りた方がいいときがある。十代の祐一さんは、パートナーがインフルエンザにかかり寝込んだとたん、不安が極度に達し、パニックを起こして救急車で搬送されてきた。パニックはすぐに治まったものの、よく聞くと、どうやら妹がまだ小さいころになんらかの病気で急死しており、その死を思い出して不安が強くなったのだった。

それまで健康だった妹が突然亡くなったことで、両親の悲しみ、落ち込みようは見ていられないほどだったという。その時は両親を少しでも元気にしたいと自分の悲しみは脇に置き、明るくふるまっていた。しかしそんな努力も虚しく、妹の死後少しずつ両親の仲はギスギスしていき、家族の中で、妹に関する話題は暗黙のうちに避けられるようになっていた。

昨日まで元気だった妹が突然いなくなったことは今でも信じられず、急に思い出して不安になることはこれまでにもたびたびあったようだ。そして、妹の死をきっかけに家族の雰囲気がギスギスしていったことも、祐一さんにとっては大きな喪失体験だった。

　妹の死はなるべく思い出さないようにしていたが、心の深いところで大切な人が突如いなくなり世界が変わってしまうという不安が、解決されることなくずっと残っていたのだろう。パートナーがインフルエンザで寝込んだという状況が、祐一さんの心の奥にあった極度の不安と悲しみを蘇らせたのである。

　このように、長い年月にわたって喪のプロセスを棚上げし、陽子さんとは反対に亡くなった人との距離を必要以上に遠ざけていた場合、心に忍ばせてきた感情は「病い」となって突然現れることがある。そうしたとき、信夫さんの状況と違って、これから自然と喪のプロセスが始まることを期待するよりは、現れた不安症状をきっかけに「病い」と認識した上で、意識的に喪のプロセスを進ませることが大切になってくるだろう。


　どこからが「病い」なのかは、これからもまだまだ議論するべき問題だろう。この簡単に線引きできないテーマに無理にでも区切りを入れるとしたら、それは死に別れからどのくらい「期間」が経っているのかと、これまでの日常生活を送れなくなってしまった「程度」がどれくらい深刻なものか、である。そしてこの「病い」のもとは、みな共通している。喪のプロセスが止まってしまって、亡くなった人との距離がうまく取れなくなっていることなのだ。

2　身体に出てきたSOS

心と身体はつながっている、とはよくいわれるが、ショックで穴の開いた心に、たくさんの悲しみや怒りをため込んだまま見ないようにし続けていると、いつか身体に異変が出てくることがある。それは大きな病気でなくとも、身体のどこかが痛いとか、だるいとか、そういった不調になって現れる。その不調は身体を通して、大事な知らせを運んでいるのだ。身体からの呼び声に耳を澄ますと、悲しくて仕方ない思いだったり、誰かにそばにいてほしいというささやかな願いだったり、はたまた決して抱いてはいけない怒りだったりが潜んでいることもある。このように、身体のなんらかの症状を通して、心の嘆きが見えてくることがある。死別後シンドロームも同様に、自分でも気づかないうちに、身体を使って姿を現してくることがあるのだ。

息子の死と身体の痛み

芳子さんは、不安げな表情を浮かべて、診察室に入ってきた。

「私、来るところ間違っていませんか？　ここに行くようにと言われたのですが……」

五十代の彼女は、耳が痛い、口が痛い、足が痛い、しびれるなど、次から次へと現れる身体の不調を前に、耳鼻科、歯科、整形外科、内科と、これまで思いつく限りの診療科を受診してきた。専門の漢方外来を探し出し、芳子さんオリジナルの漢方薬を調合してもらってもいた。しかし、いっこうに良くならない、原因のはっきりしない身体の痛みに対し、一度精神科を受診するよう内科の主治医から指示があり、芳子さんは不本意ながら、精神科のドアをたたくことになったのである。

「ここ（精神科）の病気ではないと思うんですよ。ずっと、ずっとなんです。最初は耳が痛かった。少し良くなったんですけど、今は足の付け根のところが痛みます。身体以外のことは問題がないんです。夜も眠れるし。食事は……口がしびれていたので、あまり食べられませんが、しびれがなくなったら食べられます。整形外科の先生も、内科の先生も、精神科の病気じゃないかって言ってたけど。こんな病気があるんですか？」

芳子さんは、とにかく原因を知りたがっていた。身体がバラバラになっているような感じ、言うことをきかない身体にほとほと手を焼いているのだった。「精神の病気」だと決めつけられてはかなわないという思いもあった。そして、身体のところどころに痛みがあり、しびれるからと、今は病院通いのほかはほとんど外出せず、日中は自室で寝てばかりだという。

痛みが始まったとき、生活になにか変化はあったのだろうか。聞いていくと、芳子さんは、これまでのせわしなく身体の不調を訴える口調からうってかわり、とたんに静かになって、こうつぶやいた。

「二年前に、夫を亡くしたのが大きいのかな。それからどっと疲れが出てきて、気づいたら痛くなっていたんです。夫はがんで、大きな街の病院に通っていたんですが、その看病で往復したり、最後は脳に転移して、性格も変わってしまって、病院に泊まったりするようになって、大変でしたね……」

しかし、その話をさらに聞こうと思ったとたん、はっとした表情で、彼女は再び身体の不調の話に戻ってしまった。「それとは関係ない。私の問題は身体の悩みなんですから」。父親を亡くした若い由利さん（プロローグ）と同じように、芳子さんは、最初、死に別れの問題をあまり語りたがらなかった。そのため、世間話の中から、少しずつ死別の話に触れていくことにした。

徐々にわかってきたのは重い事実だった。夫の死の前に、さらに息子の死があったのだ。

夫のがんの闘病は、壮絶なものだった。まだ五十代で死を間近にした夫は、積極的な治療をおこなうため、あらゆる施設へ通院し、治療を受けることになった。その傍らで必死に看病をしていた芳子さんは、高校生の息子のことをあまり気にかけてやれなかった。「お父さんのことばっかり……」と息子につぶやかれたこともあったという。悩みごとがあったのかもしれないが、それに気づいてやれなかった。そして、夫が入院中に、息子は自宅で自ら命を絶ったのだった。

脳にがんが転移していたこともあり、夫はイライラしやすく、なにかあるとすぐに声を荒らげ、不安になって芳子さんを呼び出した。そのように病気で苦しみ、不安定になっていた夫に、息子の死の真実を伝えることができなかった。なんとか、事故で亡くなったと伝えることはできたが、悲しみを一番分かち合いたかった人に息子の死因を隠さなければならなかったことで、芳子さんは心にしこりを抱えることになった。しかし、夫の病状はどんどん悪くなるばかりで、息子の死を悲しんでいる余裕もなかった。そして悲しみにのまれるよりは目の前のことに没頭しようと、以前よりいっそう夫の看病に精を出したのだった。夫が亡くなったのはそれから一年後である。

「夫が憎い。本当のことを知ってほしかった。なにも知らないで、あんなに苦労かけて、自分だけ先に死ぬなんてひどい。夫が亡くなったことはみんなに言えるんですよ。でも息子のことは……誰にも言っていないんです。息子と同じくらいの人が道を通り過ぎたり、親子で買い物なんかしたりしている姿を見ると、もうつらくて……。もっと気にかけていたら、こんなことにはならなかった……」

夫の看病で仕方なかったとはいえ、芳子さんは、自分のせいで息子が亡くなったとずっと自分を責め続けていた。誰とも共有できず、隠してきた息子の死を悼みきる必要があること、それを身体の痛みは知らせてきたのではないだろうか。

その後、しばらく調子の落ち着いた日々を送っていた芳子さんであったが、再び、鬼気迫る勢いで身体の異常を訴えることがあった。「ここのところ、また痛みが増えてきた。おかしい。やはり身体のどこかに異常があるのでは？」芳子さんの不安は、診察で初めて会ったときのように強くなっていた。

内科でも検査をして異常がないことを説明し、身体に問題はないから大丈夫ですよ、と型通りの言葉を口にしてから、はっと気づいたのだった。身体の方も良くなってきて、もうずいぶんと、彼女との診察ではとりとめのない世間話が中心になってきており、最も大切なことを私は忘れてしまっていた。診察が終わるころ、彼女は自ら「そういえば、先週は息子の命日でした」と伝えてきた。どこかで自分でもわかっていたのだろう。彼女は亡くなった息子や夫を、このとき、誰かと悼み（痛み）たかったのだ。

亡くした人と同じ症状が現れる

芳子さんのことを考えていたその日、整形外科の医師から別件で連絡が入った。冷や汗をかくほどの背中の痛みがある四十代の女性なのだが、どこをどう調べても異常なところが見つからない。精神科の問題かもしれないから、ちょっと診てみてほしい、という依頼である。

彼女は希実さんという。三カ月くらい前から始まった背中の痛みに、近所の内科を受診したところ、この総合病院の内科を紹介され、そのまま詳しい原因を調べるために検査入院をしたのだった。内科では詳細な検査がおこなわれたが、異常はどこにも見当たらない。入院当初は悪性の腫瘍を予想したが、内臓に問題はなさそうだ。ならば骨の問題ではないかと、現在は整形外科に担当が移っていた。しかしここでも異常な部分は見当たらず、ならばと次は精神科へと紹介されてきたのである。

希実さんは心配そうに付き添う夫とともに、精神科の外来に入ってきた。痛みは左に偏っていて、時々足にまで響くという。最初に悪性腫瘍が疑われ、内科に入院したのにはそれなりの理由があった。彼女の兄もまた数年前に悪性の腫瘍を患い、同じ病院に入院していたことがあったので、彼女も家族も心配し、詳しい検査を望んだのだった。

兄の死からすでに数年が経っている。まさかその死と関係はないだろうとは思ったものの、痛むのはお兄さんが痛がっていたところと同じような場所なのではないかと尋ねると、彼女と夫は顔を見合わせながら、そうなのだ、ほぼ同じ位置だから余計に心配なのだ、と話し始めた。しかしそれが、身体の異常からではなく、心となんらかの関係があるかもしれないということには思い当たらなかったようである。

しかしなぜ、希実さんの場合、お兄さんと同じような身体の症状が現れたのだろうか。

希実さんの兄の健司さんは、とある町の議員をしていた。人望もあり、困ったことがあれば、家族親戚、友人のみならず、ほうぼうから相談がくるような人だったという。希実さんとの関係も良く、彼女自身、兄を尊敬し、慕っていた。そして、健司さんは、妻の家族の借金をも肩代わりし、その返済に奔走していたという。しかし、まだこれからという五十代のとき、悪性腫瘍が見つかった。数カ月の闘病生活を経て亡くなったのだが、そのとき彼女はもちろん親戚中が涙を流し、健司さんの早すぎる死を悼んだという。

それから数年が経った。兄の死後、周りにいる人たちの悲しみは、そう簡単には癒えなかったが、少しずつ日常生活を取り戻していた。希実さん自身も家庭の仕事、外での仕事を日々こなしていたのに、突如現れた謎の痛みのせいでなにもする気が起こらなくなってしまったのである。

その痛みが兄の訴えていた痛みと似ているということから単純に察すると、やはりその死にまつわる葛藤が、いまだ残っているのではないだろうか。

情の深い希実さんにとって、とにかく死んだ兄が「かわいそう」でならなかった。あれだけ兄が面倒をみてきた人たちは、晩年、見舞いにも訪れなかった、だから薄情だとなじり、そうはいっても自分自身、兄の妻に遠慮して、看病が十分にできなかったことを悔いていた。一方でその妻は、希実さんからすると悲しみから今は立ち直って、のうのうと暮らしているように見える。それじゃあ、借金の返済に苦しんでもいた兄があんまりだ……そう彼女は涙をこぼすのだった。

兄の予期せぬ死は、大きな悲しみを引き起こした。もし希実さんが妻の立場だったら、気の済むまで嘆き悲しめたかもしれない。しかし、この場合、妹であるがゆえに、「兄をずっと慕っている、兄が大好きである」ことを公に、あるいは自分の中でさえ認めることは、難しかったのではないだろうか。その思いから目をそらしたまま、時は過ぎていった。そして兄なしでも普段の日常が取り戻せてきたとき、ふと、置いてきてしまった自分の心の痛みが、兄と同じ部位の身体の痛みとして現れてきたのかもしれない。兄の死を悼むように、そして大切な兄を亡くした自分自身の苦しみを悼むために。

実は、亡くなった人と似たような症状が出てくることは、そうまれなことではない。WHOの診断基準で「遷延性悲嘆症」（ここでいう、死別後シンドローム）が採用されたことは前に述べたが、基準が確定するまでの過程では、この「亡くなった人と同じ部位の症状がある」ことも診断項目の一つに含める動きがあったほどである。

自分にとって、まるで分身であるかのように、いなくてはならなかったほどの人だ。亡くなったかけがえのない人に少しでも近づきたい、その思いを分かち合いたい。あるいは同じ苦しみを自分自身も味わうべきだ、とさえ思う。そして、その思いに自分では気づかぬまま、まるで亡くなった人が乗り移ったかのように、同じ症状に苦しんでいる人もいるのだ。

身体がだるくて仕方ない

大切な人の死にまつわる、行き場を失った感情を宿しながら、身体のどこかが痛いとか、しびれるとか、動悸が止まらないなど、比較的わかりやすい症状で病院にやってくる人がいる。一方で、目立った特定の症状ではなく、身体がいつも重くてだるいとか、漠然と調子が悪いことが続いて病院を訪れる人もいる。

緑さんは、もう何年も気分が晴れず、家では寝たきりで過ごしていた。子どもたちはみな巣立っていて、今は夫婦二人暮らしだが、家事もここのところは夫がすべてやっているという。夫はゆうに定年を迎えている年齢だったが、職人であったため、毎日ちょくちょく現場に顔を出し、仕事を手伝うなどして過ごしていた。そのため緑さんは日中、一人きりになるのだったが、その時間は常に寝込んでいて、ほぼなにもしていない。

夫婦の長女だった里香さんが自殺したのは、もう十年ほど前になる。そのショックがいまだ癒えないのだろうと、夫も察していて、緑さんがすぐに寝込んでしまうことに、理解を示しているようだった。しかし、もともと大人しい性格だったとはいえ、あまりにも口数が減り、里香さんの話を避け続ける緑さんに、やはり以前のように元気になってもらいたいという思いから、病院に連れてきたのだった。

こうして私は、緑さんから詳しい話をうかがうことになった。

「娘は、一年くらい前から、死にたいとは口にしていました。恋愛の問題です。死んだ直後は、もう頭が真っ白で……。朝起きたら、家の庭に停めておいた車の中で……冷たくなっていたんです。パニックで、周りに迷惑をかけてしまいました。なんとか葬儀はあげたんですけど、その翌日から、身体が動かなくなりました。それでもどうにか生活してきたんですが、ここ数年はずっと身体がだるくて寝てばかりいます。とくに彼岸のときや命日が近づくと、身体が重くなって、だるくなって、動けなくなるんです」

「夫は、今は優しい人ですけど、もともとは亭主関白。娘が亡くなってからは、お酒が手放せず、手が付けられないくらい暴れていたんです。直後は、精神科の病院にも何度も連れて行って、入院もしたし、身体の病気にもなりました。今は治療のかいもあって良くなって、ずいぶんと人が変わったように優しくなったんです。すると今度は私の調子が悪くなってしまいました」

長女の里香さんは、結婚が破談になったことを苦に自宅で自ら命を絶っていた。第一発見者であった母親の緑さんは、そのときなにも考えられないくらい強い衝撃に打ちのめされていた。もう十年にわたり、多くの時間を家で寝たきりになって過ごしていた。とくに、お酒を飲んでは荒れていた夫の体調が回復すると、今度は緑さんの体調の悪さが目立っていったという。このようなことは珍しくはない。家族の問題が一段落し、落ち着いたところで、今度は見ないようにしていた自分自身のつらさが噴き出してくるのだ。

「毎日、毎日、なぜ、あの子が死ななければならなかったのか、生きていてほしかった、返してほしい、そう仏様に話しかけています。一日だって忘れたことはありません。娘のものは何一つ捨てられない。誰かに持っていかれると、娘がなくなってしまうような気がして、誰にも触れてほしくないんです」

緑さんの中で、里香さんを喪った悲しみは決して癒えることはない。そして、緑さんにとって、悲しみが癒えることは、里香さんと永遠に離れてしまうことを意味していた。そう感じていたから余計に、緑さんはその場を動くことができないのだった。里香さんの持ち物をそのままにしておくこと、自分自身もその場を動かないこと、それが里香さんとの絆のあり方だったのだ。

そしてその後、大人しく従順そうな緑さんの心の奥に怒りの感情が潜むことがわかってきた。

「夫は……娘に厳しかった。なにごとも厳しく教育していました。結婚に対してもそう。で、せっかく結婚というところでだめになって。娘にしては逃げ場もなかったんじゃないかって。もう少し、違うように育てられなかったのか、後悔もあるんです」

期待をかけて育ててきた娘に無意識のうちにかけていただろうプレッシャーを後悔し、緑さんは苦しんでいた。夫中心に動いていた家だったから、後悔の矛先は、自分からやがて夫へと向かっていく。それが理不尽なものだとわかっていたし、怒りのような強い感情で、家族を困らせることは最も避けたい事態でもあった。つまり、怒りは、緑さんにとって決して認めることのできない感情だったのである。

怒りの感情は、悲しみ以上に、しばしば認めづらいところがある。怒りはときに周囲を巻き込む。だから、怒りを抱える自分を許せない思いもあるだろう。周囲との関係を守るために、それが理不尽な感情であると感じていればなおさら、怒りを感じないように心の奥に閉じ込めておこうとする。

緑さんの場合、自分の面倒をみてくれているにもかかわらず、どうしても抱いてしまう夫への怒りが行き場を失っていた。それは、穏やかな緑さんにとって、見たくない感情だった。緑さんには、安心してぶつけられる怒りの矛先もなかったし、それ以上に、その怒りを自分の中で感じていいのか、怒りを感じることに対してのためらいも大きかった。

こうしてみていくと、だるくて仕方ない身体は、語りたくても語る場を持たない緑さんの代弁者になっていたようである。それは、里香さんとずっとこの現実世界でつながっていたいと願い、喪のプロセスを進ませることをどこかで押しとどめる石であり、なおかつ怒りを伝える唯一の手段だったのではないだろうか。心に大きな重しと、形のはっきりしない怒りのエネルギーを抱え、緑さんは常に消耗しており、動けなくなっていたのである。

身体と心の関係

自ら命を絶った息子の死を誰にも告げられず、その死を悼みきれなかった芳子さんのように、身体のどこかを痛みながら、その別れの悲しみを再現することがある。希実さんのように、かけがえのなかった人なしでも回っていく日常生活が戻ってきたとき、ふと、置いてきてしまった自分の心の痛みとして、その死者との思い出を悼むように、身体の痛みが出てくることもある。亡くなった大切な人に少しでも近づきたい、その思いを分かち合いたい。あるいは同じ苦しみを自分自身も味わうべきだ、という願いのうちに、亡くなった人と同じ症状が出ることも少なからずある。そして、身体症状が特定の部分に限定されず、緑さんのように、身体が重い、だるいと感じ、その不調に悩む人もいる。その身体には、受け入れることの難しい感情や、底知れぬ深い悲しみが表現されている。

このような例をみていると、やはり心と身体はなにかしら関係があるのだろうと感じてしまう。強い感情を持ち続けること、そしてそれらの感情を自分でうまく受け止められていないことが、ときに身体に影響を与えていくのだろう。海外のある調査でも、悲しみや怒りの感情を引き起こすような心に傷を負う体験が、頭痛や腹痛、胸の痛みなど慢性的な痛みの原因になっていることがあるといわれている。さらには、感情を受け止め、表現するスキルが不十分であると、原因不明の身体症状が出やすいことが明らかになっている。

大切な人との死別体験は、とにかく感情が大きく動く体験である。とくに、予期せずに訪れた死、暴力によって不当に奪われた死、大切な人のそのような死にざまを前にしたら、誰もが途方もなく打ちのめされ、あとからあとから押し寄せる感情の波にのまれてしまうことだろう。

そして、身体の症状は、そういった衝撃が強く、感情に対する対応がうまくできないほどの死に別れを経験した人ほど現れやすいのだ。

たとえば、ベトナム戦争における米国の帰還兵のうち、戦友の無残な死を経験し、悲しみから立ち直れない人たちは、死別を経験しなかった帰還兵に比べ、明らかに身体の症状、たとえば、骨の痛み、筋肉の痛み、背中の痛み、だるさなどを訴えることが多かったという。また、コソボの内戦で夫と死に別れ、シングルマザーとなった女性においても、死に別れを経験していない女性に比べ、身体の不調が多いことがわかっている。

大切な人の死に対する未解決の思いが身体に現れることは、今日に始まったことではない。遠く昔、人間の本質に鋭い洞察を持っていたシェイクスピアの作品にも、大切な人を喪い悲しみに暮れる人々が、しばしば身体の症状に悩み続けるシーンが描かれている。ある研究によれば、その数、一四〇シーン、三二の異なる身体症状が登場するという。突然の死の知らせにショックで青ざめ、胸が苦しくなるものから、悲しみにふさぎ込み、病気になってやがて死に至るまで、その現れ方はさまざまだ。

このように、解決することのない悲しみ、嘆き、そして怒り、こうしたかけがえのない人との死に別れで湧き起こり続ける感情が、ときに身体を借りて症状となって現れてくることは、古今東西、共通してみられる現象なのだろう。

ただ、身体と心はつながっていて、お互いに関係しているのだという人間共通の認識はあったとしても、やはり日本の風土独自の、身体と心に対するイメージはあるだろうと思う。そしてそのイメージは、心も身体も大きく揺さぶられる死に別れ体験を通して、とりわけ目立ってくるのではないだろうか。

日本人の身体と心の見方に特徴があるのではないかということは、「遷延性悲嘆症」（ここでいう死別後シンドローム）に罹患しているかどうかをチェックする質問票（米国のプリガーソンらが作成）にある一カ所の翻訳の仕方にも表れている。

feeling that a part of yourself has died

という英文の一節が、日本語に訳されると、

自分自身の心や体の一部が死んでしまったような感覚

となるのである。日本語訳（「遷延性悲嘆障害評価尺度（PG-13 日本語版）」中島聡美ら作成）では、「自分自身」（yourself）の中に、「心」と「体」がそれぞれ補われているのだ。その方が日本人にとって、この質問がしっくりとくるからである。つまり、「心」と「身体」の両方がそれぞれに存在感を持っており、適度な距離を取りながら一つの「自分自身」をつくり上げているのだ。

また、私たちがおこなってきた調査からは、死別後シンドロームが原因でうつ病になって入院している人々の場合、そうでないうつ病の人々に比べて身体の不調が前面に出てきやすいこともわかっている。

それらを考えると、どうも、強い悲しみや怒りなどの感情が私たちを襲ったとき、「心」と「身体」が互いに助け合いながら、「自分自身」を保とうとしているのではないだろうかと思うのだ。単純にいえば、「心」が受け止められなかった感情を、「身体」が積極的に受け止めて、バランスを取ろうとしてくれているのである。

「心」というのも考え始めると難しい。ただ、これまでの診察における感覚として、「心」は汚したくない、純粋なままであってほしい、という願いがひょっとしたら人にはあるのではないかと思う。だからこそ、汚いと思う感情も、美しいと思う感情も、すべてごっちゃになってやってくる死に別れ体験において、「心」はしばしば混乱し、慌てふためくのである。

やはり息子さんを自殺でなくしたある母親は、少しでも憎しみなどの否定的な感情がのぞこうものなら、「こんなことを思っている自分がみにくい」といって、そんな自分を恥ずかしいと感じていた。そのために、なかなか喪のプロセスが進まず、彼女もまた、十年以上にわたって、身体の不調に悩まされていたのである。

一方、「身体」の奥には、認めたくないような感情を受け入れてくれる貯水池のようなところがある。その場所が、いわゆる「腹」である。

腹が癒える（怒りがおさまる）
腹かく（後悔する）
腹が立つ
腹に一物（心中にたくらみのあること）
腹の底（心の奥底）
腹を読む（相手の心中を推測する）
腹を割る（本心を打ち明ける）

辞書（『〔精選版〕日本国語大辞典』小学館）を引けば、「腹」にまつわる熟語がたくさん出てくるが、よく読んでみると、そのうちの多くの言葉が、「腹」は本心のありかであることを意味している。

寄せてくる感情を選り好みして、「心」から追いやらずにはいられなかった気持ちは、言えなかった（癒えなかった）本心となって「腹」に据え置かれ、長い年月をかけて積み重ねられていくうちに、その貯水池からあふれ出してしまうのかもしれない。するといつか、本当の身体に、不調として出てきてしまうことがあるのだ。

3　人格が変わるほどの喪失

前節（身体に出てきたＳＯＳ）で紹介した、芳子さん、そして緑さんのように、長年にわたって自分を責め続けることは、「病い」になっていく最大の要因である。最愛の人が自ら命を絶ったということは、遺された者にとって最もつらいことであり、なぜ命を絶ったのか、その原因を自分自身に問わざるを得ない心境になるのは、当然なことであろう。亡くなった人への思いが強ければ強いほど、自分自身を責めようとしてしまうかもしれない。ときに驚くほどの力で、私たちは罪悪感の沼に引きずりこまれていく。しかし、それが度を越えると、心や身体を壊してしまいかねないのだ。

「苦しみながら生き続けることがせめてもの罪滅ぼし」

「どうして生き残ったのだろう。そう思っても、死ねない勇気のない自分をまた責める」

これらは実際に、診察室を訪れた患者さんたちが残していった言葉である。

こうした自責の念とともに、深刻な死別後シンドロームに結び付きやすいのは、徹底的な生きがいの喪失である。自分の分身のような人を奪われたまま生き残ったとしても、夢も希望もなくなって、生きていく意味を失ったように思えてしまう。生きがいをなくすと、私たちは、ときに自暴自棄になり、そして死を待つだけの存在になる。

本書の冒頭で紹介した由利さんのように、悲しみを語る意思すらなくなり、長い間茫然自失となって過ごすしかなくなるかもしれない。この場合、身体症状を伴うこともあるが、その症状にすら関心が向かないことも多い。生活上の出来事に対し、無頓着になっていくためだ。そして、語れない、SOSを出せないことは、死別後シンドロームの存在をより見えにくくさせてしまうだろう。

ここでは、大切な人を亡くしたあと、長い間悲しみを語ることなく、身体の不調を訴えることもなく、社会から孤立して生きることを選んだケースを紹介しながら、その要因と危うさについて考えてみたい。

放っておいて

初老の女性、聖子さんのことで彼女の弟から相談を受けたのは、年始休暇が明けてその年最初の外来診療の日だった。遠方の街に暮らす姉と、もう三年ほど連絡が取れないという。

「姉の旦那が三年前に亡くなったんです。義兄は一人で事業を立ち上げた人で、生きていたころは羽振りもよく、姉は家族で外国のどこどこへ行ってきた、これこれを食べた、と言っては親戚にお土産を届けてくれたりしていました。ただ、義兄は仕事のごたごたで、罪を犯してしまったんです。人を殺《あや》めてしまった」

その後、聖子さんの夫は持病が悪化し、刑務所内で亡くなったのだという。これまでなに不自由なく暮らしていた生活が一変、突然犯罪者の家族となり、社会に顔向けできなくなった。現在は限られた生活資金で、成人した息子と二人、ひっそりと生活しているのだという。弟が心配する問題は、聖子さんが、息子以外と一切の交流を絶っているということだった。

聖子さんには五人の兄弟姉妹がいた。かわるがわる聖子さんに電話をしても、出る気配はまったくなく、住んでいるアパートを訪ねたこともあったが、ドアを開けることは決してなかった。郵便受けにはたくさんのチラシや手紙が入ったままで、こちらも長い間開けた形跡がない。ある日、食べ物を持参しつつ、聖子さんを訪ねて行った彼は、ジャージ姿で外出しようとしていた聖子さんに偶然会うことができた。しかし、見た目はやつれ切っており、「放っておいて」とつっけんどんに言うと、目も合わせずに足早にその場を立ち去ってしまったのだという。

そのあまりに変わり果てた姿に動転し、うつ病なのではないか、このままでは命も危ないのではないかと弟は心配した。一緒に暮らしている息子も大丈夫なのか。姉親子の苦しみはわかるが、それにしてもこのひどい状況がよくなる手立てがあるのではないか。病気なのだとしたら、なにかいい治療があるのではないか。こうしてこの日、精神科外来を訪れたのだった。

聖子さんが正直なにを考えているのか、なにか病気にかかっているのかは、直接会って話をしたわけではないためわからない。ただ、弟の話から想像すれば、やはり聖子さんは、夫の決して穏やかではない死によって、だいぶ心にダメージを受けていることは確かだろう。罪を犯し、社会から疎まれていた夫は、そのまま、遠く離れた刑務所で病気が悪化し、亡くなってしまった。夫の罪、引き続く突然の死は、聖子さんにとって大きな衝撃だっただろうし、同時に身内を犯罪者にしてしまったという自責の念、強い恥の感情を引き起こしただろう。そして、事件前後の生活の落差はあまりに大きく、新たな生活を受け入れることはとても難しいことに違いなかった。

これまで不自由なく家族で暮らしていた日々は、聖子さんにとってかけがえのないものであったし、自慢でもあった。その日々は、聖子さん自身の価値そのものとして感じられていたかもしれず、夫の死とともにこれまでの生活基盤が大きく崩れてしまったことは、聖子さんにとって社会における「死」を意味していたかもしれない。聖子さんが幸せだと信じていた世界は、周囲から疎まれる世界に変化してしまった。夫を弔おうにも、その死に向き合うには相当な勇気が必要だ。こうして物理的に生きてはいても、心は死んでいたのではないだろうか。

アルコールが手放せない

哲雄さんは、かつて「お酒が手放せない」ということで、内科の医師からの紹介で精神科外来にやってきた。そのときは、アルコールが原因の身体症状の方が強く、即日内科病棟への入院となったのだった。退院したあともアルコールを手放すことはなく、ついに肝臓を壊し、意識不明の状態で内科に再入院した。

それから数年。再度研究調査のために、面談に訪れたところ、現在はだいぶ良くなって内科の薬も精神科の薬も服用しておらず、さらに通院もしていないということだった。あらためて当時の心境を聞くためにお会いした哲雄さんは、白髪交じりの髪の毛に、ラフなトレーナーにジーンズという服装。人なつこい笑顔で話し始めたのだが、その内容は決して穏やかではなかった。

哲雄さんは、伝統工芸を今に引き継ぐ仕事熱心な職人だ。跡継ぎとして期待していた自慢の長男が、自宅の裏山で首をつり自ら命を絶ったときも、やはり離れた工場で仲間と作業をおこなっていた。息子がなかなか帰ってこない、おかしい、そう家族から連絡を受けるとすぐに、もしやと思い、自宅付近を急いで探したのだったが、裏山で姿を見つけたときはすでに亡くなったあとだった。

息子の死後、なんとか葬儀を済ませると、哲雄さんは今まで以上に仕事に邁進したという。一緒に暮らしている妻や長女は、悲しみを見せずに仕事に打ち込む哲雄さんが不思議だったようだ。しかし、お酒の量は増えだした。仕事が終わると、お酒を飲みに行き、帰宅したあとも、アルコールが切れることはなかった。哲雄さんにとっては、仕事もお酒も、長男の死を忘れるための手段に過ぎなかった。仕事中は息子の死を考えずにいられた。仕事が終わり、ふっと静けさが訪れるとき、息子の顔が浮かび上がってくる。その悲しみを忘れるために、アルコールは欠かせなかった。

そのうち、家族がお酒を控えるようたしなめると、怒鳴り散らし、手の付けられない状況となった。このため、家族は次第に哲雄さんとの会話をあきらめるようになっていった。誰とも会話がなくなり、人が変わったようになってしまった哲雄さんが以前のような姿に戻ることを、もう家族の誰も期待することはなくなった。

近所の人からは、「家の近くで死んだのは、親に気づいてもらいたかったからなんだ。その異変を気づけなかった親が悪い」とずいぶん責められたという。それが本当に心にこたえた。山間部の田舎では、噂はすぐに広まってしまう。誰が自分に罵声を浴びせてくるか、考えると怖くて外出ができなくなっていった。

そして、哲雄さんは自分を責め続けた。死の数年前から、一般企業での仕事に適応できなくなったことをきっかけに精神の病いに苦しんでいた息子を、一度精神病院に入院させたことがあった。しかし、そこでの治療があまりにも非人間的であると哲雄さんの目には映り、自宅で面倒をみることを条件に、早めに退院させたのだった。入院を続けさせ、もっときちんと治療を受けさせていれば、そして自分が跡継ぎとしての息子に期待をかけ過ぎなければ、命を絶つことはなかったのではないか。自慢にしてきた息子を殺したのは、ほかでもない自分なのだと思うと、激しい後悔にも苦しめられた。

哲雄さんにとって、息子は自分と同じか、むしろそれ以上に大切な存在だった。哲雄さんの言葉を借りれば「息子の死は、自分の死と同じこと」だったのだ。生前息子が感じていただろう苦しみを自分の苦しみとして引き受けようとしつつ、当然のことながら息子と一緒になれるわけではない。それが不可能であればあるほど強く襲ってくる息子との別れの悲しみをどうにか紛らわすため、お酒の量はどんどん増えていった。息子なしには生きるに生きられない、死ぬに死ねない、まさに生きながら死んでいたのである。

そして、そのアルコールが原因で身体を壊して初めて哲雄さんは現状の変化を求められたのである。避けるしかなかった悲しみの問題に直面することになったのだ。

なにが語れなくさせているのか

これまでに紹介してきたケースを振り返ると、日常生活を送ることが難しくなるばかりか、まるで人が変わってしまい、家族もどうしていいかわからないほどの状況に陥ってしまうのは、大切な人の死が予想もしなかった悲惨なものであり、今まで歩んできた人生との落差が極端に大きくなる場合だった。

また、長年悲しみを周囲に対して一切語れず、精神科受診にたどり着くまでに症状を深刻化させてしまった人々の中で数として多いのは、大切な人が自ら命を絶った場合である。

(1) 社会に潜む偏見と恥

死に別れの悲しみを周りに語れなくさせる理由の一つとして、偏見と恥の影響がある。偏見とは、知らず知らずのうちにつくり上げられた偏ったものの見方である。たとえば、自殺に対して考えてみると、依然として社会からの偏見が強い部分がある。

文化や宗教によっては、自ら命を絶つことを禁じている社会もあるだろう。その場合は、あふれ出す悲しみ、無念さといった感情的な苦しみだけでなく、社会的な制裁への脅威も強まることになり、四面楚歌の境地のうちに、苦しみが倍増するかもしれない。

日本では、自殺がいけないことだ、などとはどこにも明文化されていない。しかし、その死はあまり語られるべきではないという認識は強い。そこには、「自殺者が家族から出たなんて言えば、周りは私たちを責めるだろう」という批判への恐れがあるかもしれないし、生きたくても生きることのできない人もいる中で、自殺は、自分勝手な、そして恥ずべきものであるとみなされるのではないか、という不安もあるかもしれない。

自殺というのは病気や事故とは違い、理由が判然としないことがある。すると、周りではいろいろな理由が一人歩きしやすい上に、家族を悪者に仕立てることでその死を納得しようという動きすら出てくる。実際に、アルコールが手放せなくなった哲雄さんや、父親を自殺で亡くした若い由利さんのように、自分たちが自殺の原因だろうと後ろ指をさされ、悲しみを語ることすら容易に許されない状況に陥ることもある。「自ら命を絶つなんて、親の責任が大きいのだろう」「十分に面倒をみなかったから、こんなことになったのだ」などと、不条理な死を、身近な誰かのせいにして理解しようとしてしまうのかもしれない。

こうした偏見に基づいた社会からの反応は、私たちの心の中に溶け込んでおり、まだなにも起こっていない場合ですら、周囲の目に敏感になって、ビクビクしてしまうのだ。すでに十分に苦しんでいる遺族は、それらの声や雰囲気に敏感である。「分身」のように大切な人を亡くしたとき、自分の中では自殺の善悪などもはやどうでもよく、ただ悲しみに飲み込まれるしかない。一方で、社会に潜む自殺への偏見はいや応なく感じ取り、それが余計に彼らを苦しめ、死に別れを乗り越えるための「語り」の機会から遠ざけてしまうのだ。

大切な人の死に対する否定的な見方が強ければ強いほど、恥の感情は強く、その死についての話題を避け続けることになる。その結果、哲雄さんのように、アルコールに頼ってしまうかもしれないし、聖子さんのように誰とも接触を断ってしまうかもしれない。こうして語ることをあきらめ、どんどん現実社会から引き離されていくのだ。

(2) 生きがいの喪失

語れなくさせる要因としてもう一つ挙げられるのは、その死が、心の基盤ともいうべき自尊心や、生きがいを失うことに等しかったということである。

冒頭の由利さんにとって、父親は、心の形成に大きな影響を与えてきた人だ。思春期で揺れる心にとって、社会から疎まれる形で迎えたその死は、自尊心を根こそぎ奪い去ったに違いない。聖子さんにとっても、夫の無残な死によって、これまでなに不自由なく過ごしてきた生活が丸ごと失われてしまったことは、生きる価値を失ったように感じたのではないか。哲雄さんにとって息子の自殺は、自尊心をたたきのめし、生きがいを見失うことになっただろう。

悲惨な死により、突然心の基盤ともいうべき大切な人を喪うことで、深い絶望に襲われる。その絶望は、社会からの偏見、それに関連した強い恥の感情によってさらに拍車がかかる。その結果、由利さんのように、衝撃的な事実から身を守るように、長い間記憶を消してしまうこともある。哲雄さんのようにアルコールの力を借りて、衝撃を和らげようとする。生物の持つ習性として、激しい恐怖を和らげようと意識を凍結させるのだ。こうして常に悲しみを避け続けるため、深い苦しみを直に見つめることができない。いつまでも苦しみが形にならず、つまり言葉にすらできないのだ。

このように、大切な人の死とともに、私たちが生きていく上で必要不可欠な自尊心や心の基盤が根こそぎ奪われ、そして社会からつまはじきにされてしまうと、もはや現実を生きることは困難で、まるで人が変わったかのように生きたまま死んだ状態となる。

しかし、たとえ生きる価値がごっそり失われたようであっても、それが社会から疎まれる死であろうとも、亡くなった人も、遺された者も、その人そのものの価値が変わることはない。遺された者にとっては、恥じることなく日々の喜びを感じて生きていいのだと思いなおし、自分そのものを大切にする心を再び育てていく、あるいは守りぬくことが必要になってくる。たとえそれが根気のいる作業であろうとも。

第3章

こんなとき・こんな人が要注意

1　どのような死に別れが病いを深めやすいのか

大切な人を亡くしたとしても、誰もが死別後シンドロームで苦しむわけではない。同時に、人間が、人と深く関わりながら生き、そしていつか死ぬ運命にあることを考えれば、誰もが、その状況によっては死別後シンドロームで苦しむ可能性があるともいえる。

では、死別後シンドロームに陥りやすい死に別れの状況には、どのような要素があるのだろう。

かけがえのない人との別れ

言うまでもないことだが、かけがえのない人が亡くなるという状況は、死別後シンドロームに悩む人すべてにいえる。とくに子どもの死、パートナーの死は、昔も今も変わらず世界共通、人々を苦しみの中にとどまらせる原因といわれている。

これまでに紹介してきた人たちの多くも、子どもの死、配偶者あるいはパートナーの死によって深い悲しみの淵に閉じ込められてしまった。親や兄弟姉妹の死もまた同様に、死別後シンドロームになっていく芽をはらむ、はなはだつらい出来事である。当然、かけがえのなさは、家族関係のようなわかりやすい属性だけで決まるものではない。その人なくして生きられないほどの関係性であったなら、「病い」になっていくことがある。

逆に、表面的な関係性が近くても、生前憎しみ合っていれば、むしろ死んで楽になったと感じることがあるかもしれないし、憎しみがよほど強い場合には、死別後シンドロームではなく、私の人生を返してほしいという思いから、深刻なうつ病に悩まされることになるかもしれない。つまり、たとえば同じパートナーの死であっても、それまで二人がどのような関係をはぐくんできたかによって、悲しみの深さも変わってくるし、「病い」の現れ方も違ってくる。

子どもを亡くす、介護の末に年老いた親や配偶者を亡くすなど、自分よりいわゆる弱い立場にあって庇護してきた者の死は、自分の命のように守り続けてきたかけがえのない存在との別れとして、やはり悲しみを深めていきやすい。

人と人が深い絆を築くことは、そう簡単なことではない。人は生きながら、うまくいくいかないは関係なしに、人との関わりやさまざまな経験を通して、信頼を深めるとともに感情も徐々に豊かにし、その上で本当の「つながり」を得ていくのだろうと思う。

その過程で出会った、宝物のような「分身」「かたわれ」ともいうべき存在は、初めてあわれみを覚えた存在であり、生きることに深く関わるのに必要な「つながり」を自覚させてくれる存在である。つまり、自分そのもののかけがえのなさを認識させてくれた存在であったかもしれない。それはたとえば、子どもにとっての親であり、親にとっての子どもであり、ようやく出会えたパートナー、深く結ばれた親友、肉親以上の師弟である。すると、その存在の死から、簡単に立ち直ることなどできるはずがないだろう。

さらに、死に別れの瞬間まで、そのかけがえのなさに自覚がなかった場合、喪った悲しみとともに、もはや取返しのつかなくなった後悔の思いもよりいっそう強くなる。

突然訪れた別れ

(1) 想像もしなかった死

次に、想像もしなかったタイミングで死に別れが突然やってくる場合がある。これまで紹介してきた人たちにも、病気や自殺、事故死で突然大切な人を喪って、「病い」が深まっていった人が多かったように、その衝撃は大きい。そして死に別れの内容が凄惨であればあるほど、その死から受ける影響は強くなる。

突然の死の場合に「病い」が深刻化する理由として、一つには、なぜ死ななければならなかったのか、その理由がわかりにくかったり、あるいは理不尽なものだったりすることがある。そのため、まるで理由を問い続けるかのように、いつまでも自分を責めたり、他者を責め続けたりしてしまう。もしくは、理不尽なその死を認められないまま長い時間が過ぎ、いつまでも本当の悲しみに到達していかない。予期せず目の前で夫を亡くした晴美さんや、息子を自殺で亡くした哲雄さんのように、お酒を飲んでその悲しみに蓋をしたり、苛立ちを紛らわせたりすることがある。

突然の死として真っ先に思い浮かべるものに、地震や津波、豪雨などの自然災害による死がある。日本は世界の中でも群を抜いて自然災害の多い国である。その被害は計り知れず、自然の猛威にただ衝撃を受けるばかりだろう。寸時の差で大切な人の生死が分かれた場合、自分の言動を振り返り、あのときこうしていればよかったと、強い後悔につながっていくことがある。

大規模な自然災害の場合、死に別れの悲しみを周囲の人々と共有し、互いに衝撃を和らげ合うことができるかもしれない。また、悲しみに対する周囲の理解も比較的得られやすいかもしれない。しかし、喪のプロセスには個人差が大きい。周囲の多くが立ち直り、日常に返っていく姿を見て元気をもらえる一方、自分だけがまだ立ち直れないと取り残されたような気持ちになり、深まる孤独が「病い」につながっていくこともあるだろう。

福島原発事故の影響で夫を失った六十代の則子さんは、数カ月前に新築した家も事故の影響で退去せざるを得ず、他県の仮設アパートで暮らしていた。身体中の痛みを訴えて総合病院を受診したが、原因はわからず、最終的に精神科外来に通院するようになった。則子さんは診察のたびに、身体の痛みとともに、なんとかして故郷に戻り、元の生活に戻りたい思いを訴え続け、夫の死もなにもかも、長らく受け入れることができなかった。このように、予想だにしなかった理不尽な死は、受け入れることが大変難しくなる。

考えもしなかった死には、脳出血や心臓の発作などで、突然大切な人を亡くすことも含まれる。それが一緒に暮らしていた家族の場合、もっと自分が健康に気を付けていれば死を未然に防げたかもしれないのに、という思いから自分を責める方向に向かっていくことも少なくない。夫を慢性の病気で亡くした陽子さんも、食事制限の必要だった夫に対して、十分に管理してあげられなかったことを悔いていた（第2章）。

犯罪に巻き込まれた死、不慮の事故による死では、想像もしなかった死である上、その理不尽さに対し、言いようのない苦しみが襲ってくる。

悔いる思い、自分を責める思い、理不尽さへの怒り、これは死別反応の中で誰もが抱きうる感情である。ただ、突然の死の場合、その感情が強くなりやすい。さらにその死が理不尽なものであればあるほど、誰かを恨む気持ちがとくに強くなりやすい。それが、喪の作業がなかなか進んでいかない原因になっていくことがある。

想像もしなかった死に別れは、ほかの死と違って心構えがまったくできないことも「病い」を深刻にさせる要素となる。心構えの一つには、「不安」という感情で恐怖からあらかじめ身を守っておくということがある。たとえば、なんとなく嫌な予感を持っておくことで、やってくる衝撃を、「ほらやっぱり……」と和らげるのだ。しかし、予期せぬ死では、その「不安」がない。クッションとなってくれる「不安」がないために、直接強い感情の衝撃がやってきて、頭が真っ白になってしまうのだ。

その死は、あまりの衝撃で心が壊れないように、死に直面することを避けさせ、記憶をあいまいなものにしてしまうこともある。人によっては、何年も現実を生きている感覚が薄れてしまうこともある。あとになって、かけがえのない人が亡くなったときのこと、お別れをしたときのことを振り返ったとき、覚えていないというのは、心残りもはなはだしいことだろう。周りが日常に戻ったころに、ようやくもうあの人はいないのだという実感がじわじわと湧き出し、深い悲しみに人知れず陥ってしまうのだ。孤独の中で迎える本当の悲しみは、よりいっそうこたえるかもしれない。

(2) 偏見にさらされる死

予期せぬ死の中で、割合として多いのは、自殺である。そして、プロローグで紹介した父親を自殺で亡くした由利さん、第2章で紹介した、子どもを自殺で亡くした芳子さん、緑さんや哲雄さんのように、自分自身の「分身」のように思っていた人を突然自殺で亡くしたとき、「病い」は深刻になりかねない。これはどの国、どの時代でも同じである。

不慮の事故で大切な人を亡くすことも、自分を責める気持ちが強くなり、「病い」を深刻化させることがある。第1章2節で述べた、子どもを不慮の事故で亡くした真理子さんにとっても、その死を受け入れることは困難なことであった。なぜ、死んだのがわが子だったのか。理不尽な死を前に、親であればよりいっそう自分を責め続ける思い、さらには第三者を責めたり状況を恨んだりする感情も強くなる。

犯罪に巻き込まれ、突然家族を亡くしたとき、その死を受け入れることはよりいっそう難しくなる。加害の相手がいる場合、怒りはよりいっそう強くなり、喪の作業を進めるにも時間をかける必要があるだろう。

前章でも述べたように、こうした死において問題になるのは、世の中の偏見である。遺された者への好奇の視線、お節介な指摘や責めるような教訓は、偏見の表れである。

たとえば事故による死に対して「目を離した家族が悪い」、また自殺に対しては「命を粗末にしている」「逃げだ」などという一般社会の声にのまれ過ぎると、亡くなった一個人の苦しみや生きざまに静かに耳を傾け、対話していく喪の作業が困難なものとなる。さらに、その葛藤が強いと、極端な自責の念や恥の感情につながってもいくだろう。

(3) 悲惨な死の目撃

不意に訪れた死を目撃してしまったことで、よりショックが強くなることも多い。たまたま惨劇のまさにその瞬間を目撃すること、亡くなったあとのあまりにも変わり果てた姿を見ざるを得ない状況にいること、これらは防ぎようがないかもしれない。そして、その視覚から入った悲惨な状況は、言葉を介さない分、いつまでも映像記憶となって頭に残りやすくなる。そして、脈絡なくふとした瞬間にその映像が思い浮かび、そのたびに恐怖や悲しみが蘇り、平穏な日常に戻るのを難しくしてしまう。精神科の受診が必要になる場合もあるだろう。次のようなケースが、その典型である。

真由美さんは、心的外傷後ストレス症（ＰＴＳＤ）の診断で精神科に通院を続けている一人である。彼女が以前付き合っていたパートナーは、事件に巻き込まれ、突然亡くなってしまった。当時、すでに交際は終わっていたのだが、パートナーは慢性の持病を抱えていた上、多忙な仕事のせいで生活も不規則になっていたので、真由美さんは時折自宅を訪れて、彼の身の回りの面倒をみていたのであった。

ある日、自宅マンションを訪れた際、何者かに襲われた痕跡とともに変わり果てた姿で彼は亡くなっていた。それ以降、同じようなマンションを見るたびに、あるいは彼と似たような体形の人が通り過ぎるたびに、ふと彼の亡くなっていた姿が脳裏に浮かび、恐怖とともに気分も沈んでいくのだった。

元パートナーの死は、真由美さんにとって重いはずである。悲しみも当然湧いてくるだろう。しかし、それ以上に、悲惨な事件に巻き込まれて亡くなった彼の姿は、恐怖だったのである。何度も映像となって制御できずに舞い戻ってくる死の姿は、長年にわたり真由美さんを苦しめた。

このような恐怖は、あまりに強い衝撃ゆえに、悲しみに浸る機会を奪っていく。本来あるべき喪の作業を進めなくさせてしまう一因にもなり、やがて死別後シンドロームに苦しむことになり得るのだ。

立て続く別れ

もう一つ、悲しみの「病い」がのちに深刻化していきやすいのが、死に別れが立て続けにやってきたときである。年齢によっては、父が亡くなったと思ったら次に母が、と親族の死が重なって訪れることも少なくないだろう。このようなときは、単純に悲しみも倍増する。亡くなった人との関係が深ければ深いほど、一緒に過ごしてきた思い出が蘇り、それとともに悲しみや後悔など湧き起こる想念は尽きることがない。

しかし、死に別れが立て続くと、その分忙しさも倍になり、生活をなんとかまわすことを優先しなければならなくなって、目に見えない自分の悲しみを後回しにしがちである。自分自身の中で亡くなった人との新たな関係をつくり出す作業をないがしろにしたまま、さらに新たな死を迎えると、疲労感だけでなく、なにかが足りないという不全感が強まっていきがちだ。

何度も機会あるごとに亡くなった人を思い出し、悲しみに浸ることとは、喪の作業を進める上で大切なことである。しかし、悲しみに正面から向き合えないほど喪失感が強かったり、あるいは忙しさで悲しみに十分向き合う時間を持てなかったりしてしまった場合、なにかをきっかけに、封印していた深い悲しみが襲ってくることがある。こうした「遅れてきた喪」では、それまで長い間心の底へと、見ないように隠してきた感情が、マグマのように噴き出てくるか、あるいはうつ病や身体症状などの形をとって現れてくることがある。

立て続く死がもたらすものは、喪失感が増すことや、多忙さで喪の作業が持ち越されやすいことだけではない。死という出来事には、やはり独特の魔力がある。その力によって、ジンクスを過度に気に留めるようになったり、不安が強くなったりすることがあるのだ。

たとえば、「二度あることは三度ある」と感じ、再び身内に不幸が訪れやしないかと、不安にさいなまれやすくなったり、あるいはこのように立て続く死に対し、自分のどこかに非があって、その非が災いして死をもたらしているのではないかと必要以上に自分を責める思いを抱えてしまったりすることもある。とくに、自我の確立において発達段階にある子どもの場合、現実と非現実の境や、自分と他者の境があいまいになりやすいこともあり、立て続く死が、より不気味なものとして不安を増すことになったり、自分のせいだと自分を責める材料になりかねない。

十分なお別れができなかったとき

かけがえのない人を亡くしたあと、十分にお別れができていないと、あとになって悲しみが複雑になって表れ、「病い」に進んでいくことがある。これまでにもみてきたように、多忙さや、仕事への没頭から、悲しみや後悔などの感情に蓋をしていたものの、あるとき蓋がはがれ、表に現れてきた強い悲しみによって「病い」に陥ってしまうようなケースである。「持ち越された別れ」、あるいは「遅れてきた喪」と言っていいだろう。そのときは問題がないかのように見えても、あとになって悲しみが大きくなることがあるので注意が必要である。

(1) 告げられなかった別れ

大切な人の死を告げてもらえなかった、ということがある。死を知ったら心に深い痛みを負ってしまうかもしれない、という配慮のもとに、告げる時期を見計らう場合もあるだろう。たとえば、亡くなった人とともに交通事故に遭ったときなどである。家族の誰かがすでに亡くなっており、別の誰かが重症の傷を負っている場合、心身の状態が安定するまで、亡くなったという事実を伏せておく、ということがある。それは重要なことである。悲しみ、絶望など、深いところから湧き起こる感情は、心身が衰弱しているときにはとくに大きな負担となることがあるからだ。

しかし、伏せておいた事実も、やがて知らせなければならない時がやってくる。そのとき周りにいる者は、通常よりも、十分なケアを考える必要がある。日が経っているために、葬儀などで近しい人たちと一緒に大切な人の死を悼めぬまま、孤独のうちに喪のプロセスを進めていくというのは、思いのほか大変なことだからだ。

① 退院後に知らされた別れ

以前、うつ病で入院していた年若い女性、優子さんの例をみてみよう。

優子さんの入院中に、仲の良かった年の離れた従妹が、がんでの闘病の末、亡くなってしまった。優子さんは病室ではずっと臥せっており、食欲もなかなか湧いてこない状態だった。人と話すこともテレビや雑誌を見ることも気が滅入ってできない優子さんを見て、家族としても、この状態で従妹の死を伝えるのは酷だと考え、入院中はその死を伝えないことに決めた。治療のかいあって、優子さんのうつ病は寛解し、無事退院することができた。しばらく安定して外来の通院を続けていた優子さんであったが、ある日再び体調が悪化してしまった。「従妹が乗り移ったみたいなんです」。そう、家族から連絡を受けたのは、退院から半年以上が経ったころだった。

事情を聞けば、優子さんに従妹の死を伝えたのが数週間前。伝えたときは悲しむしぐさはあったものの、それほど動揺せず、淡々と事実を受け止めていたように見えたという。それで家族も安心してしまった。しかし、しばらく日が経ってから、「私は、まだ死んでいない」と、まるで従妹になったかのように話し続け、家から飛び出して行ってしまったのだ。まだ死んでいないのだと話すのは、優子さん自身の心であろう。入院していたばかりに、仲の良かった従妹とお別れの言葉もかわせず、親しかった者同士で湧き起こる悲しみを分かち合い、悼み、送り出すこともできなかった優子さんにしてみれば、従妹との死に別れは、いまだ訪れていなかったのかもしれない。

こんな例もある。中等度の知的発達症を抱えた女性がある日、施設のスタッフの方とともに診察室にやってきた。スタッフの方の説明によれば、母親の死以降、だいぶ調子が悪いのだった。夜は眠れず、廊下をうろつきまわり、髪の毛を大量に抜いてしまうために、長かった髪はショートカットにしたのだという。

ただ、聞くと、母親の死からだいぶ日にちが経っている。というのも、家族の意向で、その死が彼女のもとに知らされたのは、一通りの葬送儀礼が執りおこなわれたあとだったからだ。そこには、彼女に伝えてもわからないだろうという思いがあった。あるいはどう伝えればいいのか、彼女がどんな反応をするのかわからなかったのかもしれない。そして四十九日が終わったあと、施設の彼女の部屋で、母親の死が伝えられたのだった。その後、彼女は不安定になってしまった。

あとになって知らされる死の事実は、思った以上に大きな衝撃を与えることがある。伝えられたあと、しばらくはショックで悲しみにさえ気づかないかもしれない。あるいは悲しみでなにも考えられないかもしれない。自分は一人そんな状況なのに、周りはすでにこれまで通りの生活に戻っている。この自分の気持ちと周りとの落差は、孤独をさらに募らせるだろう。伏せられていた期間が長かったり、伏せられる理由に配慮が欠けていたりした場合は、裏切られたと感じ、死に別れたという不条理さと相まって、周囲にいる人々を憎らしく思ってしまうこともある。

②認知症の人にどう伝えるか

診察室でたまに聞かれる質問がある。認知症の人にどう別れを告げたらいいのだろうか、というものだ。伝えても、すぐに忘れてしまうかもしれない。何度も伝えたら、何度も死に別れの悲しみを味わわせてしまわないだろうか、という質問である。

認知症では、ものを認知する力は落ちているが、感情力は残っているといわれる。つまり、意識して、過去の記憶を思い出し、なにが起こったのかを理解し、言葉でその思い、悲しみを表現する、そのような能力は落ちている。このことは、喪のプロセスを進ませていく上で必要な能力は落ちていると言わざるを得ない。しかし、どんなに症状が進んでいる認知症であっても、大切な人を喪ったことを悲しむ力は残っているのである。

老人保健施設で働くスタッフに対し、認知症のある人へ、大切な人や施設の仲間が亡くなったことを知らせるべきかどうかを調べたアンケート調査がある。それによれば、スタッフのうち半数近くは、認知症の入所者はその死を知りたいと思い、理解できる、と考えていた。そして、七割のスタッフが、個別の状況を配慮しながらも、なんらかの形で知らせ、感情を表現する場を持たせてあげるべきだと答えている。「その出会いと別れの悲しみを、頭では忘れていても、心では覚えているはず」だからだ。

その人にとって大切な人が亡くなったとき、たとえ彼あるいは彼女が認知症だとしても、基本的には伝える努力をした方が、本人にとって、そして本人を介護する立場にある家族にとってもいいのではないだろうか。

一方で、知らせることに慎重になった方がいい場合も少なからずある。

認知症と診断され、月に一度、家族とともに精神科外来に通院していた八十代の男性がいる。このところ、「お母さん（妻）はどこに行った？」と何度も周囲に尋ね、捜そうとするのだという。実際のところ、その妻は数十年前に他界していた。同乗していた彼の車が追突事故を起こしたのが原因だった。しばらく彼は、自分の運転する車で妻だけが亡くなったことに責任を感じ、悩み続けていたという。ようやく悲しみが癒え、穏やかな日常が戻ってきつつあったとき、今度は認知症が進むことで、妻の死という記憶が葬られてしまった。そして、つらい記憶がなくなったことまではいいものの、そのために妻の姿を捜し始めるようになったのだった。

家族は、事実を伝えれば、再び父親が苦しんでしまわないかと悩んでいた。同時に、はぐらかして答えたり、嘘をついたりしてしまうつらさも感じていた。おそらくこのケースのように、すでに喪の作業が終えられていて、しかも認知症が進んで意識の世界があやふやになっている場合、直接的に事実を伝えることはしない方がいいのだろう。ただ、心のどこかで、亡くなったことは知っているかもしれないので、本人の心に巣くっているかもしれない怖れや不安を和らげるよう、そして家族の心が楽になる言葉を選びながら、悲惨な状況に関しては伝えずに、亡くなっているということだけを伝えるのがいいのかもしれない。

簡単にその死を告げることができないからには、なんらかの複雑な事情があるのだろう。しかし、告げられなかった別れは、思いのほか、当人たちを苦しめていることがある。事情により周りの人たちと死を悼むタイミングがずれてしまっても、亡き人に想いをはせる時期はやってきて、喪のプロセスを進めていく必要があることを、私たちは十分に心に留めておかねばならない。

(2) タブーのある別れ

子どもの死、配偶者・パートナーの死は、今も昔も、人生において最もつらい出来事であると認識されてきた。その分、死に別れの悲しみは共感を呼び、いたわり合う思いも自然に湧いてくるだろう。

しかし、社会的に不適切な関係、たとえば本書のプロローグで紹介した由利さんの家族のように、公認されていない愛人関係にある家族では、たとえ最愛の人が亡くなったとしても、表向きそれは家族の死ではない。いくら嘆こうが、周囲からは白い目で見られてしまうこともあるかもしれない。由利さんを苦しめた一因は、父親の死がタブー視され、かつないがしろにされ、亡くなった父親側の親族から受け入れられずにいたことであった。

こうした社会や家族から受け入れられにくい死、いわばタブーを持った死を、米国の精神科医であるケネス・ドカは「公認されていない死」と呼んでいる。

「未亡人がつらいというなら、離婚した元配偶者が死んだときに、その妻（夫）がどういう状況に置かれるか、考えてみてほしい」。当時、彼の講義を聞いていた学生の一人からのこの発言で、彼は「公認されていない死」がもたらす影響を考え始めたのだった。

中年女性だったその学生は、離婚から二年後に元夫をがんで亡くしていた。その際にまず困ったことは、忌引きが使えないということだった。彼女は葬儀に出席するため、会社で有給休暇を使わなければならなかった。さらにつらかったのは、複雑な感情に襲われたことである。夫の不義理で離婚に踏み切ったため、周りからは、「復讐ができてよかったじゃない」などとなぐさめられたが、彼女の中には、簡単には癒えないたくさんの悲しみがあった。感じたくもない悲しみ、愛しさが湧いてくるのを一人耐えなければならなかったのだ。

ここからわかるのは、「タブーのある死」では、公的にも、プライベートな空間でも、喪のプロセスを進める上で支えが少ないということである。社会の受け止め方と自分の中に湧き起こる感情とが一致しないのだ。すると、「私は悲しむ立場にはないのだ。悲しんではいけない。死んでせいせいしたと思おう」などと、自分の気持ちに蓋をしたり、偽ろうとしたりするかもしれない。

亡くなったかけがえのない人が、同性愛者などいまだ社会の一部からは理解されにくい関係性にあった人だったり、犯罪を犯すなどして社会から疎まれている人だったりする場合も、社会の中でともに死を悼むことが難しい場合がある。いたわりや共感を得にくく、周囲からの支えも少なくなりやすい。それに合わせるかのように、ときに自ら悲しむことを控えようとする気持ちも働いてくるだろう。とくにその関係性を家族や親族、友人など最も身近にいる人たちから受け入れられていなかったとき、「私は悲しんではいけない者なのだ」「自分が悪いのだ」という暗示をかけてしまいやすい。そうなると、悲しみは「病い」に変わっていく芽をはらんでしまう。

(3) 小さな子どもを遺していく別れ

「立て続く別れ」が「病い」につながりやすいのは、忙しさでお別れが不十分になってしまいがちなことが一因だった。つまり、たたみかけるようにやってくる現実問題にまず対処するため、湧き出てくる深い悲しみなどの感情に蓋をしなければならず、悲しみが持ち越されがちになるということだった。第1章2節で紹介した「遅れてきた喪」のように仕事の多忙さで悲しみにすら気づかずにきたとき、新たな死の知らせに一気にさまざまな感情が湧き出てくることもある。このような持ち越さなければならなかった別れには、のちのち死別後シンドロームになっていくだろう種がまかれてしまうことがある。

同様に、子どもの養育が関わってくる場合も、なかなか悲しむ時間を持ちづらい。子どもが小さければ、この先十数年、休みなく責任を持って面倒をみていかなければならない。両親のどちらかが突然亡くなり、片親だけで子育てをしなければならなくなったとき、とくに父親が遺された場合、仕事と慣れない育児とに休む間もなく集中していると、悲しみや怒りなどの感情を感じきり、整理する作業はどうしても持ち越されやすい。

あるいは、幼い子どもを残して亡くなった親の代わりに、祖父母が面倒をみる場合もあるだろう。当然、親よりも高齢であるから、若い時代の子育てと比べて思うようにはいかない。そして、朝から晩まで養育に専念するため、時間のかかる喪の問題は持ち越されてしまうことがある。

娘を自殺で喪った美代さんの場合もそうであった。

産後うつ病の苦しみから命を絶った娘には、まだ幼い子どもたちがいた。そのために美代さんは、まずは親代わりとして一生懸命子育てをしなければならなかった。子育てに追われ、ゆっくり娘の死と向き合う時間はほとんどなかった。娘のうつ病について理解が足りなかったと感じていた美代さんは、その後悔の思いから、よりいっそう子育てに邁進したのだという。娘のことを思って、悲しみや後悔に沈んでしまったら、こなさなければならない日常はとたんに崩れてしまうかもしれないからだ。

しかし、やがて孫たちが幼稚園にあがり、時間と気持ちに少し余裕ができると、それまで半分見ないようにしてきた悲しみや後悔が、頻繁に心の近くを横切るようになる。それがもはや無視のできないほど強く迫ってきたところで、あの子が亡くなったのは自分のせいなのだ、生きていても仕方ないと絶望の闇に沈むようになった。やがてうつ病となり精神科への入院を余儀なくされたのだった。

このように、子育てに追われ、あえて悲しみに目隠しをしながらやり過ごしてきたとしても、その悲しみは決してなくなっていない。ただ持ち越されただけなのだ。そして、日常にできた隙間を見計らって、大きな苦しみとして目の前に立ち現れてくるのである。

(4) 区切りのはっきりしない別れ

遺体が見つからない、行方不明のまま戻ってこない。このように、大切な人が亡くなったのかそうでないのか、確かめようのない場合、たとえ形式上葬儀はとりおこなうとしても、亡くなったという実感は湧いてこない。希望を捨てずに探し続け、待ち続ける自分がどこかにいるだろう。喪の作業は進められることのないままに、悲しみやふがいなさ、自分を責める思いで年月が費やされていくかもしれない。

「あいまいな別れ」。米国の心理学者ポーリング・ボスは、亡くなったことのはっきりしない別れをそう命名した。この「あいまいな別れ」は、生きているのか亡くなっているのか確かめられない別れのほか、生きてはいても認知症や病気のために意識のない状態になり、以前の人物とはかけ離れてしまった場合の別れにも用いることがある。このような生死のはっきりしない別れは、葛藤が大きく、苦しみも強いといわれている。

死の事実がはっきりしているということでは、「あいまいな別れ」とは異なるものの、生と死の区切りがあいまいなままであるために十分なお別れができず、余計に苦しんでいる人がいる。

診察室で会ってきた人の中には、四十九日を過ぎても家族の事情により納骨ができないことで、「まだ亡くなったことにはならない」と死を受け入れられずに悩み苦しみ続ける人もいた。また、まだ幼い子どもを亡くした母親は、死後数年経ってもその骨を自宅から運びだすことができないでいた。経済的な事情や親族と疎遠で孤立した状況も背景にはあった。しかし、すでに子どもが亡くなってから二年は越えていたはずだ。この間、子どもを自宅に一人置いておけないと、以前好きだった旅行はおろか、外出することもままならなくなっていた。

あるいは信仰の異なる家族を埋葬できず、そのために、「まだ亡くなっていない」と大切な家族の死をなかなか受け入れることができない人もいた。ある娘さんは病気で父親を亡くしていた。彼女と母親は特定の宗教団体に所属していたのだが、そこで父親を弔うことは、宗教上の戒律に背くという理由でできないでいた。そのため父親側の限られた親戚のみで葬儀をおこなったのだが、彼女の意志とは裏腹に、これもまた信仰上の理由から、その葬儀に列席できなかったのである。

そのため、彼女は長年にわたって、亡くなった父親への思いを整理できないでいた。死という事実はどこかでわかっているのだが、どうしても区切りがつかないのである。そして、「まだ亡くなっていない」という固い信念のようなものを抱えていたのだった。そこには亡くなった父親に対する愛しい思いや悲しみだけでなく、怒りや後悔などたくさんの感情もあったことだろう。それらの思いが成仏できず、誰かに、そして一番は彼女自身にわかってもらう機会を待ちながら、常に心の奥に巣くっていた。

こうした生死をあいまいなままにした別れ、あるいはあいまいなままにせざるを得なかった別れは、死を受け入れられず、気持ちの整理がつきにくく、喪の作業が進んでいかない原因となる。当然、亡くなった人と新しい関係を結べなくしてしまう。こうした状況は、死別後シンドロームで、ときたま見られるのである。

形見を失うとき

あの人の形見を肌身離さず持っている——そのような人もいるだろう。亡くなった人が身に着けていた物、亡くなった人の大切にしていた物を彼らの代わりに大切にしていくことで、亡くなった人との絆を確かめながら、目に見えない新たな「つながり」をつくり出し、深めることができる。

一方で、亡くなった人の形見が失われる経験は、ときに本人の死と同じくらいの悲しみをもたらすことがある。形見の存在は、深い悲しみにある遺った者を支え、本人のペースで少しずつ悲しみを癒していくのに必要なものだ。その形見を失うことは、タイミングによっては喪のプロセスにおける支えを突然奪われることになりかねず、大きなショックで当人を苦しめることがあるのである。

幸江さんは、七十代後半の女性である。夫と息子をほぼ同じ時期にそれぞれの病気で亡くしたあとは一人で暮らしていたが、家族を喪った悲しみを感じながらも、とくに大きな問題もなく日常を過ごしてきた。しかし、突如として、持ちこたえられないほどの悲しみが彼女を襲ったのだった。

「三回忌までは頑張ろうと思って。ようやく家族を見送って、ああもうあとは自分の余生を楽しもうと思っていた時だったの……」。ちょうど三回忌の弔いを親族とおこなっていたさなか、夫と息子の形見でもあった骨董品の数々が、夫側の親族によって無断でごっそりと持ち去られてしまったのだ。裏切られたという思いと、形見とともに、ついに夫も息子も本当にいなくなってしまったのだという寂しさが身に染みて、それ以降、幸江さんは自宅に引きこもるようになってしまった。食欲もなくなり、夜も眠れなくなった幸江さんは、心配する友人に連れられて診察にやってきたのだった。

形見は、必ずしも物であるとは限らない。

昭さんは、フランス人の妻と小さな双子とともに日本で暮らしていた。しかし、二年前に妻が交通事故で他界してしまう。その後、仕事をしながら二人の子どもを育てていた昭さんであったが、子どもたちが幼稚園に入園するという段階で、園側の対応をめぐってひどく立腹し、そのあとから仕事が手につかないほど気が滅入ってしまっていた。フランス語を母国語としていた母親の形見として、子どもたちにはフランス語を習得してほしいという希望を昭さんは持っていたのであったが、幼稚園側からは、それは親のエゴであり、子どもたちの考えではないとたしなめられたこと、フランス語教育の手伝いはできかねると伝えられたことがきっかけだった。

実際の対応がどうだったのか、実のところはよくわからない。ただ、妻の面影を感じられる言語の継承という問題が軽くあしらわれるということは、亡き妻への侮辱とほぼ同じに受け取ったのではないか。亡き妻を軽く扱われるということは、昭さんにとってとてもつらいことであったはずだ。一人で小さな子どもたちを育て、仕事を続けていた昭さんであったが、これまで頑張ってこられたのは、子どもたちがフランス語を覚えていてくれる姿を通して、妻の面影を見ていたからかもしれない。フランス語という妻の形見が失われる「二度目の喪失」をきっかけに、深い悲しみが顔を出し、仕事が手につかなくなってしまったのだった。

つながりの喪失

私たちは、なんの「つながり」もなければ、生きることへの怖れが強くなる。「つながり」があるから、安心して生きていける。その「つながり」への信頼が強ければ強いほど、生きることに安心感が増す。まるで「分身」のように大切な人の存在は、その「つながり」をもたらしてくれる最たるものである。

その存在がなくなったとき、孤独が押し寄せるのは想像に難くない。その孤独感は、友人や家族など親しい者との別の「つながり」で和らぎもするし、逆にそれらの「つながり」が希薄な場合、深刻な孤独感に悩まされ、「病い」が顔を出しやすくなる。

これまでみてきたケースでは、死に別れの時、そしてその後の状況の多くに、多かれ少なかれ孤立した思いが生じているのがわかるだろう。突然の死の場合には、その苦しみを周りに理解されにくいという孤独な思いがある。十分にお別れのできなかった場合では、一人で喪の作業をしなければならない中で、死別後シンドロームの芽が出てくることがある。区切りのはっきりしない別れでも、その死の受容の難しさの要因に、孤独な状況があったはずだ。

ここでは、これまで紹介してきたケースに加え、さらに別の角度からつながりが希薄になりがちな状況を考えてみたい。

⑴ 老いの中で迎える伴侶との別れ

一つには、老いの中で伴侶を亡くすという状況がある。

次郎さんは、八十代で妻を亡くし、そのあとから初めて一人暮らしになった。近隣に住む娘夫婦がたまに面倒をみてくれるものの、寂しくて仕方がない。公務員として定年まで勤めあげたあとは、趣味の読書を少々楽しむくらいで、人付き合いもなく過ごしていた。妻さえいればとくに人との関わりを求めることはなかったが、いよいよ長年連れ添っていた妻がいなくなると、大きな悲しみと失意が彼を襲い始めた。寂しさを誰にも伝える機会がないまま、だんだんと食欲もなくなり、これはおかしいと精神科外来にやってきた。

七十代で夫を亡くした夏美さんは、やはり一人暮らしとなってわびしい日々を送っていた。これまで、夫の看病をするときのためにとヘルパーの資格まで取得していたという夏美さんにとって、夫との関係こそすべてだった。看病する間もなく、わずか二カ月の闘病で夫を亡くしたあとは、「七十過ぎてこれ以上の幸せもない。もう生きていても仕方がない」と希望を失い、家族に連れられ、やはり精神科の外来を訪れたのだった。

このように、高齢の場合、大きなつながりを喪ったあと、新たなつながりへの希望が持ちづらく、強い孤独感にさいなまれる中、「病い」を深めていくことがある。

(2) 葬送儀礼のあとに

死に別れの状況にとくに問題となるようなことがなくても、あとになって孤独な思いがよりいっそう深まっていく時期がある。たとえば節目を迎えたあとである。

葬儀に始まり、四十九日、一周忌、三回忌と次々にやってくる儀礼は、亡くなった人の魂とともに遺された者たちの思いも鎮めてくれてきた。身近な人たちと思いをともにしながら準備を進めることで、ささやかなつながりを感じ、なぐさめられることもあっただろう。あるいは、準備の忙しさで、悲しみを忘れることもできたかもしれない。しかし、こうした葬送儀礼が一段落したあとに、疲れとともに、つながりの消えてしまったような気持ちの落ち込みに襲われて、それが「病い」につながっていくことがある。

四十九日を過ぎて、あるいは一周忌を境に調子を崩し、病院を受診するケースが多々ある。身近な人たちが日常に戻っていく中で、一人取り残され、大切な人を喪った悲しみにいよいよ直面し、取返しのつかない思いに打ちひしがれる人たちがいるのだ。非日常的な葬送儀礼を終え、日常に戻る手前の時期は、その落差からもひときわ孤独が身に染みる時期なのである。

こうした葬送儀礼を機会に、自分の悲しみに向き合い、さらにその思いを信頼できる人たちと共有する、あるいはわかってもらうことができるならば、それが節目となって、心の中でもひと区切りがつくだろう。しかし、心残りが多かった場合には、葬送儀礼のあとに大きな虚しさが襲ってくることがある。

(3) コミュニティの変化の中で

人は意識的であれ無意識的であれ、誰かとかけがえのない「つながり」を持ちたいと思うし、いつまでもその関係が続くことを願うものである。死は、その関係を無慈悲にも切り離していく出来事であり、死に別れの衝撃から生まれる葛藤の苦しみを和らげようと、それぞれの文化圏独自の葬送儀礼が継承されてきた。

葬送儀礼が提供してきたもの、それは、死を受け止め、亡き人との別れを覚悟する機会と、亡き人と形を変えて再び新たな「つながり」を築き、大切な人を喪って様相の変化した日常を再び生き始める勇気である。

そのために、それぞれの儀礼が共通して大切にしてきたのは、神やご先祖様という神聖さを死後に保証することで死の受け止めをうながすことと、別れの覚悟と新たな「つながり」を持ち始めるにあたっての決意を帰属集団から承認してもらうということだった。つまり、大きな悲しみを乗り越え、新たな「つながり」を築くのは、一人の人間の力だけでは難しかったのである。こうした儀礼を必要とする人間の本質は今も変わらない。その一方、社会はどんどん変わっていく。

私がかつて暮らしていた土地は、都市部と山間部のちょうど中間にあたる町だった。そこは、伝統的な大家族世帯も残っていた半面、成人した子どもたちは都市部に移り住み、残った老夫婦の二人暮らし、あるいは一人暮らし世帯もよくみられていた。また、年々移民として流入してくる人が増え続け、南米やアジア圏からの人が多く住んでいた地域でもある。近隣の小学校には、日本語教室も設置され、日本語を母国語としないたくさんの子どもたちがそこで学び始めていた。

こうした地域社会の変化の中で、親世代から引き継いできた伝統的な儀礼は、すでに立ちゆかなくなってきている。第1章2節で紹介した晴美さんのように、遠方に住む忙しい子どもたちに遠慮したり、あるいは高齢で足腰の弱った遠方の親戚を気遣ったりして、これまで通りの葬儀をおこなうことはますます難儀になっていくに違いない。二〇一五年には、移民の受け入れ数がドイツ、米国、イギリスに次いで世界第四位になった日本は、今後さらに異文化がコミュニティの中に取り込まれていくだろう。そのとき、遺された者が伝統的な儀礼を通じて死を受け入れることは、いっそう困難になっていくかもしれない。

繰り返しになるが、喪の作業として重要なのは、亡くなった人と別れ、生前とは別の形で「つながり」を再び持つことである。「分身」のように大切だった存在の死は、生きる上で不可欠ともいえる強烈な「つながり」を奪われることである。喪のプロセスは、その「つながり」を少しずつ再生していく時期でもある。

そして、この時期は、亡き人との新たな「つながり」を模索するため、亡き人への思いにこもりたい、一人になりたいと願う一方で、これまでの「つながり」を失ったことで心細さも増す時期だ。この時期の作業をたった一人で切り抜けることは、誰もがたやすくできることではない。その人の性質や感じ方、亡くなった人との関係性、そして死に別れの状況によっては、大変難しくなるだろう。その大切な時期に、支えとなるような信頼できる仲間とのつながりが十分にない場合、死別後シンドロームに発展してしまいやすいのである。

2 どのような人が深刻になりやすいのか

前節では、どのような状況で死別後シンドロームが深刻になりやすいのかをみてきた。しかし、どのような状況であっても、「病い」の域に入ることなく、かけがえのない人を喪った現実を生き抜いていく人はいる。一方で、状況いかんにかかわらず、「病い」を深め、社会に生きることをあきらめるところまで追い詰められていく人もいる。

では、どのような人が、どのような問題を抱え、「病い」を深刻化させやすいのだろうか。ここでは、介護問題、対人関係の持ち方による影響、もともと心に大きな傷を負った人の場合、そして最後に、親の死が子どもに与える影響を中心に考えていきたい。

長く介護をする中で

とくに先進国では、認知症やがん、神経難病などで、長期的な介護を必要としている人が多くいるし、今後も増えていくことだろう。現代の人を悩ませる病気といえば、いずれも長年の介護を必要とする病気だ。かけがえのない人がそのような病気にかかれば、放っておくことはできなくなる。

こうした介護の末の別れは、予想のできる死に別れである。臨終のときに向けてお別れの時間が取れるのだから、突然訪れる死の場合と比べて、その後「病い」にはなりにくいのではないかと思うかもしれない。

しかし、実際はそうでもないのである。たとえば認知症の介護者を対象にした米国の研究結果をみてみると、アルツハイマー型認知症の介護の末に亡くした場合、二〇％の人にいわゆる死別後シンドロームが起きる可能性があることが指摘されている。一般的な割合が一〇％だから、単純に考えて倍である。

私たちは、死別後シンドロームが深刻になっていった人のうち、死に別れの状況について小調査をおこなっている。死別後シンドロームと診断され、精神科の治療が必要となった一六人に対し、治療後にインタビューをおこなったのだが、その結果では、長期介護を続けたあとの死に別れは全体の三割強にあたり、突然死に次いで多かった。介護の期間は、最低八年、最高二〇年という長さである。また、全例で自宅介護の期間が長く、介護を続けてきた人の多くは、女性だった。

これだけ長期にわたった介護について研究調査した例は、海外の文献を探しても見つからない。日本における介護の長期化には、医療の進歩により寿命が延びたこと、政策として在宅介護を推奨していること、身内で介護するのが当たり前という意識が欧米より強いことなどが背景にあるのだろう。ただ、性別でいえば、介護者に女性が多いということ、その影響もあって、「病い」に発展していく人には女性が多いということは、諸外国の調査とも一致している。

現在、日本では、長期にわたって介護を続けている家族は多いことだろう。最近では、介護休暇や介護のための早期退職などもよく耳にする。このように身近になりつつある長期介護の、その最期には必ず死が訪れるのだが、そのあとに死別後シンドロームになっていく人というのは、なにか傾向があるのだろうか。あるいは、介護を受ける人との関係性にはなにか特徴があるのだろうか。

具体的なエピソードをみていきたい。まず、母親の介護を熱心におこなっていた恭子さんのケースである。

強迫的に介護をおこなってきた

恭子さんは、五十代の主婦である。若いときは会社勤めをしていたが、仕事に熱心になるあまりに、疲弊うつ病になって退職し、その後は専業主婦として家事にいそしんでいた。

恭子さんには、兄弟がいたが、みな遠方に住んでいたこと、女性は彼女だけだったということもあり、両親の介護は、自然と近隣に住んでいた彼女が中心になっておこなっていた。母親は糖尿病を長年患い、目が見えなくなっており、なおかつ脳梗塞で身体が不自由になっていた。その母親に対し、朝早くから食事や洗濯、入浴やトイレの世話まですべて一人で介護していたのである。時折兄弟が交代してくれることもあったが、母親が嫌がるだろうと、同性である恭子さんが率先して介護に取り組んだ。

恭子さんによれば、母親はかなり我慢をしてきた人生だったようだ。家族のために自分を犠牲にするような人だったから、今後は娘の私がなんとか報いたいと、情を込めて世話をしていたのだった。介護ヘルパーを頼むこともすすめられていたものの、母親は目が見えないから、知らない人が世話をしたら不安に思うだろうと断っていた。こうした十年にもわたる介護の末、母親は突然肺炎になり、病院に搬送されたあと一週間で亡くなったのだった。

恭子さんの家族によると、葬儀のときから、母親の話題になるたびに涙し、悲しみがずっと続いていたようだった。あれだけ熱心に面倒をみていた母親が亡くなったのだから当然だろうと周りも様子を見ていたのだが、ひと月、ふた月経っても、いっこうに気は落ち込んだままだった。「もっと（母親に対して）できたはず」という思いがますます強くなり、しまいには「母のところへ行くために、死に場所を探す」とまで言い出したために、夫に連れられて精神科にやってきたのだった。

恭子さんの場合にみられるように、介護への熱心さが高じて、あれもこれもすべて私がやってあげなければいけないという強迫的な思いが支配してくると、死に別れ後に、亡くなった人との心理的な距離を取りづらくなることがある。もちろん、気が済むまで介護をやりきることで、いいお別れができる例もたくさんあるだろう。しかし、かけがえのない人に対して、もっと完璧な介護をしなければ、という思いが、のちのち激しい後悔や自分を責め続ける気持ちを呼ぶことがあるのだ。これまで熱意を向けてきた介護から解放されたと同時に、ぽっかりと開いた穴が大きいほど、後悔や自責の念が目立ってくることがある。

恭子さんと母親には、もともと深い絆があった。こうした場合、母親亡きあと、亡くなった人の悲しみと自分を重ね合わせ、あたかも一体になったかのような気がしてきて、亡くなった人と同じ病気になったり、あるいは死ぬことを考え出してしまうことがあるのだ。

さらに、長年の介護や看病に共通するのは、お互いの距離が身体的にも心理的にも近づくということだろう。しかし、本来別々の人間同士、介護をしていく中で妥協せず完璧に相手の願いを聞き入れることなどできない。そうすると、恭子さんのように、もともと完璧主義あるいは強迫的な傾向が強い人、かつ相手に対して特別にあわれみや慕う気持ちを持っていた人の場合、相手が亡くなったあと、死別後シンドロームになっていきやすいのである。

伴侶に頼りきって生きてきた

次に、死別後シンドロームとして、しばしば診察室で見かけるのが、伴侶に頼りきって生きてきた人である。なかでも比較的高齢の女性が多い。

三年間にわたり、がんを患う夫を看病し続けた、七十代の和香子さんの場合を紹介したい。彼女と夫は、とても仲の良い夫婦だった。家族から見ると、和香子さんはあまり自己主張をするようなタイプではなく、力強い夫の言うことに素直に従い、いつでもなにか大きな決断のときは夫に意見を求め、精神的に頼ってきたようだった。そして、多忙な夫を陰で支えるような人だった。専業主婦として、優しく頼もしい夫と幸せな家庭を築いていたのである。

子どもたちが巣立ち、これから再び夫婦二人の生活が始まろうとしていた矢先に夫のがんが発覚し、和香子さんはひどく動揺した。和香子さんは熱心に看病を続けたが、夫も自分自身のがんを受け入れることが難しく、苛立ちが目立つようになった。以前は優しかった夫であったが、看病の至らなさを言い出すなど、和香子さんにきつく当たることもあったようだ。夫の亡くなる半年くらい前から、和香子さんは、変わり果てた夫に対し、完璧にこたえられない自分をふがいなく思ったのか、夜眠れなくなっていた。心療内科を受診し、うつ病の気があると、睡眠薬と不安を和らげる薬をもらい、なんとか過ごしていた。

そして、夫亡きあと、いよいよ、和香子さんはどうしていいかわからなくなってしまった。子どもたちからは、「お母さんの余生を楽しみなさいよ」と助言されたが、楽しみの旅行や趣味のウォーキングさえも、夫がいたから楽しかったし、言われるがままに一緒にやってきたのだった。

夫のいない日々を心細く思うだけでなく、夫への看病が至らなかったのではないかと死に別れたあとも夫のことを気に病む和香子さんは、連日、自宅近くのお寺へ、夫へのお詫びを告げに通っていたという。そんな日々が一年近く続いたころ、住職の奥さんから、「そんなに毎日来ていたら、あなた自身が（あの世へ）持って行かれてしまうよ。もう来るのはおよしなさい」と告げられ、その日からお寺に行くことをあきらめてしまったのだった。その後しばらくして、和香子さんは一人で自宅から外へ出られなくなり、精神科を受診することになったのだ。

この場合も、熱心な看病の裏に、完璧にできないという苦悩、自分を責める思いがある。しかし、それ以上に、これまでの人生において、自分の意思を丸ごと預けてきたともいえる夫の死は、和香子さんの根幹を揺るがす事態であった。

大切な人の死を乗り越えるとき、人は多かれ少なかれ、自分が過去に人生の重要な局面をどう乗り越えてきたか、その方法を参考にするのではないだろうか。しかし、その過去を振り返ったときに、相手に遠慮するあまり自分の意思をないがしろにしてきた人、あるいは最愛の人にひたすら守られ、意思を主張する必要のなかった人の場合、その相手を喪ったときに、立ち直りが難しくなる例がしばしば見受けられるのである。

また、夫亡きあとは、それに代わる支えとして、お寺参りをおこなってなんとかしのいできた和香子さんであったが、その支えも立ち消えたとたん（二度目の別れともいえる）、死別後シンドロームが問題としてあらわになったのだった。

こうした例は女性に限らない。たとえこれまで家族の中で主導権を握っているかのように見えていた男性でも、気持ちの面で妻に頼りきっていた場合、妻亡きあとに、どうしてよいか途方に暮れ、死別後シンドロームにつながっていくことがある。

大切な人間関係であれば、そして生活をともにしていればなおさら、程度の差こそあれ相手を頼って生きているものである。その人を亡くした寂しさの中ではよりいっそう、頼りたい気持ちが募るだろう。ただ、それが和香子さんのように極端になってくると、死別後シンドロームになりやすいことが報告されている。

あわれみ深い

死別後シンドロームで苦しんだ人の話を聞く中でよく出てくるのが、亡くなった人が「不憫でならなかった」「かわいそうでならなかった」という言葉だ。まだ若い人が亡くなったとき、誰もがあわれみの気持ちを持つかもしれない。ただ、それが行き過ぎてしまうと、亡くなった人との距離が取れなくなり、一緒に苦しんでしまうことがある。

有紀さんは、肢体不自由で生まれた弟が、まだ三十代の若さで、単身生活をしていた自宅の一室で急死したことに大きなショックを受けていた。弟は、持病が悪化し、身動きが取れずになすすべもなく、そのまま自宅で倒れて亡くなってしまったのだ。同じ兄弟姉妹で生まれたのに、なんて不憫なのだろうと日々悲しみ、一人で亡くなっていった弟を思い出しては、弟の人生は満足のいくものだったのだろうか、その寂しさをもっと気にかけてあげられなかっただろうかと、かわいそうで居たたまれなくなっていた。

弟の死から一年以上が経過したある日、たまたまつけたテレビの報道番組で、ある芸能人がマンションの一室で孤独死していたというニュースを見た。そのニュースをきっかけに有紀さんは、まるで弟になったかのように両足が動かなくなってしまい、病院に担ぎ込まれたのだった。

共感を越えた、身内や親しい人にだからこそ湧き起こる「かわいそう」という感情は、相手を見下すわけでなく、とにかくその人の苦しみを一緒に味わうことで救いたいという気持ちの表れである。この感情も度を越してしまうと、亡くなった人との距離が取れなくなり、「病い」になっていくことがある。

もともと気持ちが不安定になりやすい

もともと、不安症（注2）やパニック症（注3）、パーソナリティ症（注4）、うつ病などで心療内科や精神科に通院していた人、あるいはこれまでに通院したことのある人は、喪のプロセスを進める中で調子を崩してしまうことが多々ある。不安になりやすい、うつの気分になりやすい傾向が、かけがえのない人との死に別れの悲しみをきっかけに、あらわになりやすいのだ。

かけがえのない人との死に別れでは、誰もが不安になるし、当然気持ちも落ち込む。もともと不安になりやすい、うつになりやすい人は、その反応も大きくなるだろう。

こうした傾向を持つ人の場合、もう一つ死別後シンドロームに陥りやすい要素がある。それは、悲しみという感情には、どこか心をなぐさめる作用があり、うつや不安を和らげることができるということである。そのため、不安やうつの気分の波にのまれないよう、かけがえのない人との別れの悲しみに過剰に閉じこもり、そこから長い間出てこられなくなってしまうこともあるのだ。

さらに、パーソナリティ症で通院している人の中には、パートナーなどかけがえのない人を亡くすことで、強い不安にさいなまれ、死別後シンドロームからなかなか抜け出せなくなる人もいる。このことについては、次の項でもう少し詳しくみていきたい。

(注2)不安症とは、日常生活のささいなことに対して過剰に不安を抱きやすく、行動が制限されてしまう病気。

(注3)パニック症とは、理由もなく激しい不安に襲われて、過呼吸発作や動悸、めまいなどが襲ってくる病気。発作が起きるときは恐怖で死をも意識してしまう。

(注4)パーソナリティ症とは、感情が不安定になりやすく、衝動的になったり、対人関係において適切な距離が取れず良好な関係を保つことが難しくなる病気。

過去の癒えない傷

大切な人の死は、たくさんの過去の記憶を連れてくる。その人と過ごした日々の記憶だけではなく、これまでのさまざまな人間関係の中で経験した気持ちを呼び覚ます。死に別れの悲しみを和らげるのは、こうして過去に立ち返ってみえてきた、これまで受け取ってきた愛情や親愛の情といったあたたかな気持ちである。

一方、それ以上に、苦しかった経験にまつわる悲しみや怒りの扉が開かれて、裏切られてつらかったこと、大切にされずに傷ついてきたこと、そういった嫌な思いが蘇り出すこともある。ときにそれが大きな苦悩となって襲いかかり、かけがえのない人の死で悲しみに浸っている私たちの心を逆なでしていくこともあるかもしれない。もしくは、かけがえのない人の死がきっかけで、心の奥の傷が照らし出され、喪のプロセスを進める中で、主に過去の傷と向き合わざるを得なくなることもあるだろう。

喪という期間は、死に別れでかけがえのない人との「つながり」を失い、自分の前に現れた未知なる暗闇を前に、新たな「つながり」を再生させる時期である。そのとき、自分自身をつくってきた基盤ともいえるこれまでの人間関係が、強烈に浮かび上がってくるのである。

人間関係の基礎としては、もちろん生まれ持った気質のほか、両親あるいは養育者との関係が大きな影響を与えている。この時点でなんらかの傷を抱えている場合、死に別れの際、気持ちの上で大きな危機を迎えることがある。つまり、両親をはじめ身近な養育者に対して安心感を持てず、信頼関係を結べずに不安定な幼少期を過ごしてきた人の中には、死別後シンドロームが深刻になっていく人がいるのだ。

(1) 不安定な対人関係

再び、イギリスの精神科医ジョン・ボウルビーによる愛着関係(アタッチメント)理論をみていきたい。ボウルビーは、第二次世界大戦後にたくさん生まれた孤児たちの観察から、人生早期の愛着関係の重要性を唱えてきた人だ。愛着関係理論の中心となる考えとは、特定の他者たちに対し愛情を持つことは、生物に備わっている本来的な性質であり、自然の脅威から身を守り、不快な感情を和らげるため、人間の生存にとっても必要不可欠なものである、というものだ。

人間は、これまで当たり前のように存在していた人、生活していた日々を失うような危機的状況に陥ると、泣き、嘆き、そしてその対象を探し続ける。「それでも、世界は安心なのだ」と思わせてくれるような、信頼感、安心感を求めずにはいられない。それは、大人であっても同じであり、幼児が親を見失ったときのような反応を示すのだ。

この「安心の糧」ともいうべき安心感のおおもとは、ボウルビーによれば、幼いときの養育者との関係である。私たちは、普段は意識していないものの、養育者との関係をどこかで糧にして生きている。この「安心の糧」は成長するにしたがい、姿が見えなくなる。しかし、目の前にいた養育者とのつながりは、その後も社会における人間関係の基盤となるばかりか、この「つながり」に対する信頼は、人への信頼感、逆境を生き抜く強さなどとして、心の奥で自分自身を支える見えない基盤となっていく。

かけがえのない人というのは、どこか、養育者との関係に近い部分を持っている。つまり大きな「安心の糧」である。そのため、このかけがえのない人との死に別れは、心の奥に形成されてきた自分自身の存在の根幹を揺るがしていく。そのときに、その基盤が不安定だと、つまり、養育者によってつくられてきた人間関係の基盤、「つながり」のあり方が不安定だと、死に別れから立ち直っていくのが難しくなってくることがあるのだ。

具体的にいえば、もともと、パートナーや友人といった近しい人から離れることに強い不安を抱きやすい人、または、近しい関係を結ぶことや、二人の関係で出てくる感情的葛藤を回避し続ける人の中に、死別後シンドロームになっていく人が多いといわれている。後者の感情的葛藤を避け続ける人の場合は、第1章2節で紹介した肇さんのような「遅れてきた喪」につながったり、死別後シンドロームが身体の症状になって現れたりすることがある。

進化論で有名な生物学者チャールズ・ダーウィンもまた、悲しみを回避した人の一人である。彼は、八歳のころに母親を亡くしたのだが、父親とともにその死の悲しみ、別れのつらさを見ないよう、心の奥底にねじ込んでしまった。大人になって、ダーウィンは過呼吸の発作でたびたび苦しんだが、そこには母の死の抑圧が関係しているといわれている。

たとえば、不安の強い対人関係の持ち主として、紗季さんの場合をみていきたい。

紗季さんは、四十代の女性である。もともと職場での人間関係が合わないことをきっかけに、うつ状態になり、精神科を受診したところ、そこでパーソナリティ症の診断を受け、以降、定期的に通院してきていた。彼女は夫が肺がんと宣告され、不安な日々を過ごしていたのだが、亡くなるまではその夫のために一生懸命看病を続けていた。しかし、いよいよ夫が亡くなると、これまで必死に看病を続けることで紛れていた不安や悲しみ、心細さが、どんどん膨らんでいった。

「私は夫なしでは、だめな人間なのだ。私にはもう生きている価値がない」。そう言って周囲を心配させたかと思うと、その一方で、夫が亡くなってしばらくしてからは、出会い系サイトから離れられなくなり、不特定多数の男性に会い続けているのだった。紗季さん自身、出会い系サイトに向かってしまうことに罪悪感を抱いており、なんとかやめたいと思っていたのだが、どうにもこうにも落ち着かず、誰かにすがり、不安を追いやりたい気持ちが強くなり、やめることができないでいた。

彼女の生い立ちを聞いてみると、早くに両親が離婚し、母親と父親との間を転々としていた。両親は双方とも仕事や社交に忙しく、あまり家にいなかった。そのため、紗季さん自身、気持ちの上で両親に寄り添ってもらっているという安心感を持ったことがなかった。保育所や学童保育の場でも、誰か特定の人と安定した関係を築いた記憶はなかった。特定の誰かが不在という不安は、いつもなだめられることなく、そのまま大人になっていったのだった。そして、夫の死で生まれた大きな不安と絶望は、過去の傷口を再び開き、両親不在の不安をも同時に追体験させることとなったために、より大きくなっていった可能性がある。

(2) 虐待の傷あと

実は、心の傷が深いほど、本人も周りも、そこに傷があることに気づきにくい。その傷が、人間存在の核ともいうべき場所にあるとき、それが果たして傷なのか、それとも愛情なのか区別がつかないことがあるからだ。

たとえば、人間の基礎をつくる時期に、身近にいて信頼を寄せるべき養育者から、虐待を受けていた場合である。子どもにとって、養育者は、自分の「分身」のような頼るべき存在であるために、愛と傷とが混ざり合ってしまいやすい。このため、虐待をし続けてきた親の死は、亡くなったあとでさえ、ゆがんだ形となった死別後シンドロームでその子どもを苦しめていることがある。

これまでの診察の中で感じたのは、症状の重さに比べて、本人たちはみな、あっけらかんとしているということである。その悲しみや苦しみを、聞けば教えてはくれるが、自分からはなかなか話さない。もしくはなにが苦しいのか、悲しいのか、自分でもわからないのかもしれなかった。話しぶりも明るいことが多いので、余計にわかりづらいのだ。

具体的なエピソードとして、次のようなことがあった。


高校卒業後は家業の手伝いをしていた美早子さんは、二十代前半の女性だ。彼女は数カ月前に、父親を慢性の病気で亡くしていたのだが、父親が亡くなってすぐに、自分の身体をカッターで切るという癖がやめられなくなっていた。激しい出血のために、救急車で病院に搬送されることもたびたびだったのである。

父親の看病を自宅で手伝っていたという美早子さんであったが、小さなころから父親から殴る、蹴るなどの身体的虐待を受けて育ってきた。理由はなんであれ、「おまえが悪い」と一方的にののしられるうちに、おそらく美早子さんの中で、なにが正しいのか、自分で考える力は失われていったことだろう。自分の価値というものも、どんどん小さくなっていったに違いない。病床にあった父親は最期まで悪態をついていたが、美早子さんはそれに従って懸命に看病をしていたという。

父親が亡くなったあと、寂しさ、悲しさも感じたが、涙を流す代わりに美早子さんがおこなったのは自分の身体を痛めることだった。そして、身体を痛めることで、父親を身近に感じようとするだけでなく、自分に落ち度があったせいで父親が亡くなったのではないかと、まるで父親からいまだに責められ続けているかのように、自分を責めたのである。死に別れのあともなお、父親からの暴力を感じ続け、しかしそれでも親であるがゆえに愛情を否定できず、父親との心理的距離が取れないのだった。

こんな例もある。準子さんは、母親が自殺で亡くなって以来、過食と嘔吐を繰り返すようになった。会社の検診で、血液検査のデータが悪いということで、内科を受診することになったのだった。もともと摂食障害で治療を受けていたことがあるのだが、しばらく安定しており、通院はすでにしていなかった。母親の死をきっかけに、症状が再燃してしまったのである。

社会的地位があり、厳格な家庭の出身だったという母親は、準子さんが幼いころからしつけに厳しく、食事、勉強、交友関係などあらゆる面で監視し、家庭の方針にそぐわない行動はきつく叱ってきた。そのような環境が嫌で、大学入学を機に実家を出て一人暮らしをしていたため、準子さんとしては、すでに母親からは自立しているかのように思っていた。

しかし、そうではなかったのである。母親に復讐するかのように、勉強を放棄し、派手な交友関係を楽しんでいた準子さんの人生の目的は、母親から離れ、自由になることだった。が、反撥する相手として、そこには常に母親がいたのである。その母親がいなくなってしまっては、準子さんにとって、人生はまったく意味をなさなくなってしまった。

反撥していたけれど、母親は恋しい。亡くなってみれば、不思議といい面ばかりが思い浮かぶ。生前に母親の思いを聞いておきたかったし、自分の気持ちも伝えたかった。虚しさのこみあげる日々、母親へ激しく反撥していた分、いっそう募る恋しさを打ち消すかのように、いつまでも満腹にならないお腹を満たすことに力を注いでいたのかもしれない。

夫婦間での虐待や、支配的だった伴侶の死後でも同様のことが起こりうる。恋しさの半面、死に別れ後にも配偶者に責め立てられているような思いや、自分一人で生きることへの自信のなさ、人生を無駄にしたのではないかという怒り、そういった葛藤が強くなり、生活が送れなくなってしまうのだ。

そのようなとき、死別後シンドロームなのかあるいはうつ病などほかの病気なのか、判断に迷うことがある。参考にするのは、亡くなった人がいかに大切だったか、亡くなった人に対して思慕の念を持ち続け、今、喪のプロセスが必要になっているかということである。

長年にわたる虐待、とくに幼少期から続く出来事は、問題を複雑にし、かつ見えにくくする。いったい自分はなにを失ったことに悲しんでいるのか、怒っているのか、全部自分が悪いのではないか、などとなにが問題なのかわからなくなってしまうこともしばしばだ。問題の所在がわからないまま、準子さんのように過食症になったり、無気力や絶望感だけが長く続いたりする人もいるだろう。

喪のプロセスも明確になっていかないかもしれない。そのため、原因のわかりづらい苦悩からの抑うつに対して、まずはうつ病などの病名で治療が始まることもあるだろう。その場合、たとえその本質が死別後シンドロームだったとしても、焦って正確な診断名を付ける必要はない。愛と傷とが大きく重なっている場合、誰（なに）を喪ったことが原因なのか、誰（なに）との「つながり」を再生していきたいのかがわかりにくいし、さらに愛と傷との違いに対する気づきは積極的に他人から暴かれるものではないからだ。時間はかかってしまうが、プロローグの由利さんのように、自覚的に喪のプロセスが始まるのを待っても遅くはないだろう。

子どもと死別後シンドローム

これまでは、主に成人にとっての死別後シンドロームに陥りやすい要因をみてきた。では、幼くして親を亡くした子どもには、どのような形で「病い」が出ることがあるのだろうか。子どもにとって親は、自分自身が生きる上で必要不可欠な、まさに「分身」である。

現代社会では、親の死はかつてに比べ少なくなったかもしれないが、そうはいっても先進国の三〜四%の子どもが、一八歳になる前に、親のどちらかあるいは両方を亡くしている。そして、とくにケアを施さない場合には、将来的に、不安症やうつ病などの精神疾患を患う率が高くなったり、自分の人生を無価値なものと感じやすくなったりするという研究結果が出ている。さらに、成人になるまでの死亡率も高いのだ。

親を亡くしてから比較的時期の経たないうちは、授業や課題に集中できない、落ち着かない、攻撃するような行動に出る、などの問題行動が見られることがある。そのほか、お腹が痛い、頭が痛いなど、はっきりしない身体の症状が現れてくることも多い。

というのも、子どもは悲しみを表現する術が、大人に比べて未熟だからだ。どう表現していいかわからないことも多い。そして、親が亡くなったという事実は知っているものの、心の中で受け入れきれていないこともある。大好きなお母さんが、お父さんが、なぜ亡くなったのだろう――この答えのない、わからない問いは、どこかでまだ生きているはずだというファンタジーを膨らませて、自分を守ることもできるし、そのファンタジーが無駄であると思えば、自分のせいで亡くなったのだというわかりやすい答えを出し、自分をとがめやすくもなる。

大切な人がいなくなった悲しみ、怒り、自分を責める思い、両親のいる友人たちからの疎外感など、子どもは知らず知らずのうちにたくさんの思いを抱えている。にもかかわらず、それらの思いを言葉で表すことが大人以上に難しい。抱えている気持ちを自分でも十分に意識できていないし、なにやら大変なことが起こっている状況を察し、悲しむ大人たちを思いやって、静かにしているのかもしれない。こうして、心の中に浮遊している悲しみは、問題行動や身体の症状に姿を変えて、表現されていくことがあるのだ。

また、まだ子どもだから、死を伝えるには衝撃が強すぎるだろうと、亡くなった事実を伝えない、あるいはあいまいに伝えるということがあるかもしれない。しかし、子どもは敏感である。亡くなった事実まではわからなくても、母親あるいは父親になにか良からぬことが起きたことを察知していることも多い。将来、あのとき母親は亡くなったのだと真実を知ったときに、誠実な対応をしてもらえなかったとしたら、大切な人の死を受け入れることが余計に難しくなることがある。

スイスの精神分析家、カトリン・アスパーは、グリム兄弟によるおとぎ話「シンデレラ」から、親を亡くした子どもの苦しみを紹介している。「シンデレラ」の前半のあらましはこうである。

〈ある裕福な男の妻が、病気で臥せっていた。二人にはまだ幼い一人娘、すなわちシンデレラがいた。病いの床にあった母親は、一人娘をベッドサイドに呼び寄せ、「お利口さん、良い子でいるんですよ。神様はいつもあなたを見守っているし、お母さんも天国からあなたを見ているからね」。そう言って、静かに息を引き取ったのだった。

まだあどけない少女は、それはそれは悲しくて、母親のいない寂しさのあまり、毎日母の眠るお墓に行き、母親を思い出し泣きじゃくっていた。そして、母親に言われたとおり、お利口さんで過ごしていたのだ。やがて冬が来て、母親の眠る墓地は真っ白な雪に覆われてしまう。そしてその冬、父親は、新しい妻、つまり少女にとっての継母をもらうのである。

いじわるな継母と、継母とともにやってきた二人の姉は、母親を亡くしたこの少女をこき使う。少女は、継母に言われるがまま、家族のために、日が昇る前に起き、夜遅くまで懸命に働いた。水を汲み、火をくべ、料理を作り、掃除に洗濯——こうして日々働く中で、灰にまみれ、汚くなった彼女を、継母と二人の姉は「シンデレラ（灰かぶり）」と呼んで、笑ったのだった。〉

まだ幼い少女は、大好きな母親を病気のため亡くしてしまう。悲しみ、母親の墓で毎日涙を流していたのだったが、やがて、墓地は雪に覆われてしまう。それは、悲しみを表に出さないよう、自分の心の奥底に隠し、心が凍りついていくようなイメージである。本来ならば少女の悲しみに一番近いところにいるはずの父親は、少女を思いやることなしに、新たな妻をもらった。少女にとって、父親は不在であるともいえる。

朝から晩まで懸命に働く少女、そこからは、新しい環境に適応するために、必死で生きようとする子どもの姿が浮かび上がる。周りのために自分を犠牲にするほど過剰適応し、みなからの信頼を集め、自分の価値を確認すること——これは、親を亡くし、信頼できる関係を持たなくなった者が選択する生きる術の一つであろう。

そして、灰をかぶっていることが意味するものはなにか。灰は、うつうつとした気分や、罪悪感を表すシンボルでもある。つまり、母親を亡くしたシンデレラは、長い間うつのような状態にあり、自分を責め続ける思いが心を占めていた、ということだろう。

子どもの場合、死別後シンドロームが、ときとしてはっきり見えてこないことがある。一見すると、すでに悲しみが癒えているように見えても、どこか心を凍らせて、その悲しみやつらい思いを心の奥底に眠らせていることもある。シンデレラのように、悲しみを押し込めて、頑張っていい子でいようと、新たな環境に過剰適応しているかもしれないのだ。その場合、集中できない、落ち着かない、おもらしが多くなる、そういった行動のちょっとした異変や、おなかが痛い、頭が痛いなどの身体の症状から、ケアを必要としていることがわかることがある。

親を亡くした子どもだけでなく、幼いころに兄弟姉妹を喪った子どもにも、同じような面が見られることがある。第2章1節で紹介した祐一さんのように、幼いころに突然死した妹への悲しみが蓋をされ続け、パートナーのインフルエンザをきっかけにその蓋が開きだし、悲しみが湧き出ることもあるのだ。祐一さんもまた、妹の死を悲しむ両親に遠慮して、自分だけは元気であろうと悲しみを表に出さず、さらに妹の死に対して自分の非をどこかで感じ続けていた一人であった。

また、思春期から二十代前半くらいの生命エネルギーほとばしる年齢層では、派手な行動が問題視されることがある。診察室で迎えてきた彼らの中には、リストカットで自分自身を傷つけることや、不特定多数との異性交遊を悲しみの代償としておこなっている若者もいた。とくに、親の自殺は、子どもに大きな葛藤を残していくことがある。

自分というものを見つめなおす思春期から青年期の時期に、これまでの自分の存在に大きな影響を与えてきた親の存在が失われることは、彼らの人生にとって、大きな試練なのだ。

第4章

死別後シンドロームで苦しまないために

1　大切な人との別れに際して

かけがえのない人の死は、その人と紡いできた「世界」を一度失うことである。まるでこれまで生きてきた社会から放り出されるような、自分を保ってきた根幹が揺さぶられる出来事にもなり得る。人は本来、大切な人とつながる「世界」で安心して生きられて初めて、社会生活が満たされるのだから、そう感じるのも当然である。

では、大切な人を喪うという危機的な出来事に臨んで、その後死別後シンドロームで長い間苦しまないようにする方法はあるのだろうか。ここでは、死別後シンドロームで苦しんでいた人たち、そしてその苦しみから立ち直った人たちを診てきた経験をもとに、どうすれば大切な人を亡くしたあとの苦しみが少しでも和らぐのかを、別れの前、そして別れのあとの葬送儀礼の時、喪のプロセスにある時期に分けて紹介していきたい。

別れの前にできること

(1) 相手の思いを確認しておく

(表3) 苦しみにはまっていかないために	
別れの前にできること	●相手の思いを確認しておく ●介護で自分を見失わない
別れのあとにできること	●亡くなった人の肌に触れ、お別れを告げる ●我慢せずに泣く ●想像の力を大切にする
「移り変わりの時期」にできること	●休みを意識的に取る ●繰り返し悲しみを感じる ●習慣の持つ力に支えてもらう ●喪のプロセスを知っておく

死に別れた人と対話できていたか、ということはその後の心の持ちように大きく関わってくる。もしかなうことなら、死に別れる前に、相手の思いを確認するための話し合いの時間があればいいと思っている。亡くなったあとに大切になってくる感情の整理や、二人の新たな関係づくりにとって大きな支えとなるからだ。

死ぬことを意識して話すことは、嫌がられるかもしれない。死という言葉を使うと、言霊というように、その言葉自体が死を近づけてしまう力を持つのではないかという怖れがどこかにあるかもしれない。かけがえのない人には、できるだけ長く生きてほしいという願いが強ければ、死をできるだけ遠のけておきたいと思うのは当然であり、死に際のことや亡くなったあとの話はしづらいだろう。

しかし、死別後シンドロームで苦しむ人を見ると、生前に十分話し合えず、一人心に秘めることになった数々の気持ちに参ってしまっていることが多い。もちろん、話し合ったからといって悲しみがなくなるわけではないが、「亡くなる前に、なにか自分にできることはないか聞いておけばよかった」「苦しんでいたのに、その思いをわかってあげられなかった」「相手がつらいだろうからと自分の気持ちを抑えて、本当のことを最期まで伝えられなかった」「相手は私を憎んでいたのではないか」、そんな悔しさや不安な思いをよく聞く。

病気や事故、災害などの突然死における別れのあとで死別後シンドロームとなっていく率が高いのは、思いを確認し合う暇も与えられず、お別れの言葉も交わせずにいなくなってしまうということが大きな要因の一つだろう。

小さな会社を経営していた夫が突然死で他界したのち、経営を引き継いだ妻は、本当はもう会社をたたみたいにもかかわらず、亡き夫のためとなかなか踏み切ることができないでいた。会社経営については二人の間で生前話題に上らなかったため、夫の大切にしていた会社をどうするか、一度でいいから夫と話し合いたいという気持ちを彼女は強く持っていた。まだ長く生きることを互いに疑っていなかった日には、そんな話をしておく必要があるとは思いもよらなかっただろう。

具体的な話までする必要はなかったかもしれないが、「どちらかが亡くなったとしても、互いの意思を尊重し合おう。自分を犠牲にしなくていい」といった一言が二人の間で対話として成り立っていれば、大切な人亡きあとの遺された人の気持ちは、幾分か楽になっただろうとも思う。

死別後シンドロームでは、後悔や罪悪感、そして亡くなったことへの怒りが強く、そしていつまでも湧き続けることがある。そのような感情を鎮めてくれるのも、亡くなった人との対話である。あの人はどう思っていたのか、相談したらどう答えてくれただろうか、亡くなった人に一度だけでも再会して話をしたい、という願いを聞くたびに、できることなら生前に、互いの気持ちの確認ができれば理想的なのではないかと思うのだ。

人生の最終段階における医療やケアについて、自分の望みを前もって考え、医療・ケアチームなどと繰り返し話し合い、共有する取り組みが「人生会議」として名づけられ、厚生労働省からも推奨されている。「自らが希望する医療・ケアを受けるために、大切にしていることや望んでいること、どこで、どのような医療・ケアを望むかを自分自身で前もって考え、周囲の信頼する人たちと話し合い、共有すること」が終末期の医療やケアをよきものとするために重要であると考えられているのだ。このことは、死に別れたあとに遺された私たちにとっても、大いに意味のあることなのではないだろうか。

死別後シンドロームでは、「あのような死に方で亡くなるなんて不憫でならない」「自ら命を絶つなんて、どんなに苦しんでいたのか」と、亡くなった人を幸なき人生を送ったものと思い込み、その無念さを自らのことのように苦しみ嘆き続けることがある。その思いを顧みると、もし本人が納得して亡くなっていったのなら、そしてそのことを亡くなる前に伝えてくれたなら、遺された者たちの心も癒され、いつまでも自分を責め続けたり、亡き人をあわれみ続けたりすることもなかったに違いないと思うのだ。

(2) 介護で自分を見失わない

第3章でもみたように、十分に介護に打ち込んでいたにもかかわらず、死に別れ後に後悔や懺悔《ざんげ》する気持ちに苦しんだり、あるいは疲弊したりしてうつ病になっていく人がいる。共通して考えられる点としては、完璧に介護をしようという気持ちが強い場合と、自分の心を脇に置いて介護し続けていた場合である。

完璧な介護をしなければと、一生懸命相手の期待にこたえようとするほど、それができなかったときに後悔がこみ上げてくる。どんなに親しい間柄であっても、介護を続けているうちに、互いに悪態をつきたくなってくるし、休みたくもなってくる。それは当然なのだが、死に別れたあとに、その悪態をついた記憶が蘇り、あのときの一言で相手をいかに傷つけたかと必要以上に自分を責めだすこともある。

また、自分の気持ちを脇に追いやり、長い期間介護を続けていると、亡くなったあと、今度はなにを支えに生きていいかわからず途方もない虚しさに襲われたり、あるいは介護によって自分の人生が奪われてしまったと、うつ病になっていったりすることもある。

そこで大切になってくるのは、自分を見失わないように心がけることである。どんなに大切な人であっても、たとえまだ小さな子どもであっても、相手と一定の距離を保つのである。大切に守りたい相手であっても、すべての注文にこたえる必要はなく、できないことはできないと受け止め、伝えることが大切だろう。また、もし気持ちが許すのなら、自分の時間を確保するために自分以外のサポートを探すことも重要だ。いくら大切な相手であろうと、自分を優先することに罪悪感を持つ必要はない。

たとえば、介護する目的を自分の中ではっきり持つことも大切である。「後悔しないため」「これまでの感謝を伝えるため」「一日でも長く一緒にいるため」などと自分にとっての目的を明確にし、そのために自ら介護を選んだのだという意識を持っていれば自分を見失わず、介護をやり終えたあとの気持ちに区切りが付けやすい。それが、相手亡きあと、自分までなくなってしまうような虚しさを和らげ、自らの力で立ち直っていくプロセスを支えてくれることになる。

身体の不随麻痺や認知症を患った家族を介護することは、その人の身体の一部になるような体験である。不自由な身体を助けるために、どうしても身体を密着させた接触が多くなるし、思うように言葉で意思を伝えられない人に対しては、その人の立場になって気持ちを推し量るようにもなる。そうするうちに、どこからが相手なのか、自分なのか、境目があいまいになっていくことがある。

自分と相手との距離があまりに近いと、相手が亡くなったときに、自分までもなくなってしまったような気になってしまいかねない。とくに介護では、身体的にも心理的にも距離が近づきやすいことに注意して、生前から相手との境界をしっかり持っていることがとくに大切になってくる。

別れのあとにできること

これまでは、生前にできることを述べてきたが、私の知る限り、死別後シンドロームで苦しみ続ける人の中に、生前、十分に話し合いが持てたという人はいないし、もっというと多くの人が、大切な人を自殺、事故、そして病気などで突然喪っている。生前にできることは限られているとしたら、死に別れたあと、少しでも心が楽になるためには、どうしたらいいのだろうか。

(1) 肌に触れて、別れを告げる

死別後シンドロームでは、亡くなった人に葬儀で別れを告げられなかった人も多い。第3章でも紹介したように、葬儀に参列を許されなかった、病気あるいは配慮から死の事実を遅れて聞かされ、知ったときにはすでに荼毘に付されていた、といったケースである。

死という別れは、ただでさえ信じたくないものだ。そこになんらかの区切りの儀礼がないと、信じたくない気持ちに拍車をかけるかのように、本当にこの死は事実なのか、あいまいになっ

ていくことがある。そのため、みなの前で別れの覚悟を宣言することが重要になってくる。つまり、葬儀で別れを告げることが死別後シンドロームにならないための大切な第一歩なのだ。

その別れの告げ方に関し、五十以上の文化圏にわたって、葬儀の内容を調査した研究がある。そこでは、葬儀の中で亡くなった人と親しみを込めた接触を持つことが、その後の喪のプロセスを順調に進める力になると結論づけられている。お別れの際、亡くなった人を抱擁するといった親密な接触、肌に触れてお別れするという程度の接触、亡くなった人を見て別れを告げるだけで実際の接触はないもの、以上三つのうち、肌に触れてお別れを告げるという形式が最も多く世界中の文化の中に息づき残ってきたというのである。過剰な親密さを示す必要はないが、実際に肌に触れながらお別れをすることが、人間が大切な人の死から立ち直るプロセスを進ませる第一歩として、理にかなっているのかもしれない。

ただ、事情によって、葬儀に参列できない、葬儀自体ができないこともあるだろう。一部の感染症で亡くなった人の場合、お別れに際して故人の肌に触れたくても、それが許されないこともある。さらに、葬儀の準備に明け暮れてお別れどころではなかったり、形式ばかりの葬儀でお別れの気持ちがなおざりにされてしまったりすることもある。

そうした場合、個人の喪のプロセスに合わせて、亡くなった人が大切にしていたものを亡き人の代わりとし、それに触れながら別れの挨拶をすること、そして後日お別れの会などを開催し、仲間の前で別れを宣言し、悲しみを分かち合うこともいいのではないか。

(2) 泣くこと

立ち直るための一番の薬は、悲しみ、悔しさに身を任せて、涙を流すことである。涙を流すことには、生物学的にストレスを和らげる作用がある。悲しみ、不安、苛立ちを感じたとき、体内では複数のストレスホルモンが放出される。泣くことは、このような過剰に体内に放出されたストレスホルモンを涙によって外に出すことで、身体の興奮を鎮める効果を持つ。さらに、涙によって、身体に働きかけてストレスを和らげるホルモンの放出もうながし、気分を落ち着かせてくれる。

実際の研究でも、感情的になり涙を流した人は、その後すっきりする、気持ちが落ち着くと答えており、反対に、涙を我慢し続けた人のストレスは強まり、血圧が高くなり、胃潰瘍ができるなどの結果が知られている。悲しみなどの感情から涙が出ることは、人間の心と身体が回復しようとする表れなのだ。

死別後シンドロームでは、この泣くことができないでいた人も多い。あまりの死の衝撃から頭が真っ白になり、いったい今なにが起こっているのか考えがついていかないとき、涙がこぼれ落ちる余裕すらないだろう。感情もすっかり凍りついてしまい、泣くどころか、悲しみがなんなのかもわからなくなる。すると、喪のプロセスは始まっていかず、生きながらもまるで死んだような、色彩を失った日常を送ることになる。

泣くことは意外に難しく、周りの目が気になって泣きたくても泣けないこともある。思う存分泣けるのは、葬儀のときくらいだろうか。そのときでさえも、人前で号泣することに躊躇してしまうかもしれない。

泣けるタイミングは人それぞれである。亡くなった直後に悲しみが湧かないこともよくあることだ。悲しみがやってきたタイミングで、亡くなった人の遺した品を取り出して、故人とのあたたかな記憶を思い出し、誰にも邪魔されない場所で悲しみを繰り返し味わい、涙すること、これは心が立ち直っていくための一番といっていい方法である。

(3) 想像の力を大切にする

そこに深い絆があった分、喪失には痛手がある。痛手とは、亡くした人への行き場を失った感情であり、ときにそれは強い魔力となって私たちを死にまで至らしめてしまう。行き場を失った感情を鎮めるには、それに気づいてあげること、できればそれを表現すること、そして、別れた人と対話をすることである。そのとき、私たちは想像の力を借りることになる。

これまで私たちは、どうやって死に別れの苦しみを乗り越えてきたのだろうか。再び葬送儀礼の成り立ちを参考にすると、どの文化でも、乗り越えのために似たような儀礼が用意されてきたことがわかる。生や死をはじめとする人間の大切な出来事を支えてきた通過儀礼には、これまでの世界から切り離すこと、移り変わっていくこと、最後に再び社会の中で生きていくこと、という三つの意義がある。そして、死に別れという大切な節目の出来事を受け入れるためには、なかでも喪のプロセスで大部分を占める「移り変わりの時期」の過ごし方が重要になってきた。

「移り変わりの時期」というのは、亡くなった人がこの世からあの世に移っていく時期でもあるし、私たちが彼らを見送る中で、亡くなった事実を受け入れ、悲しみを引き受けるための覚悟の時期でもある。あの世とこの世が交差するこの時期をめぐっては、世界の至るところで、想像豊かな世界観が示されてきた。そして、亡くなった人を見送るためのよすがとして、象徴的意味を施された「もの」が、想像世界と現実世界とを結び付けてもきたのである。

たとえば私たちは、亡くなった人が無事にあの世への旅路を進められるように、巡礼の僧侶のような死装束を着せ、三途の川を渡れるように、お棺の中に、渡し賃を入れる。この旅の期間も文化によりさまざまだ。日本のように四十九日のところもあれば、三年がかりの旅を想定している地域もある。いずれにしろ共通しているのは、こうして、想像の世界とそれを象徴する「もの」の力を借りながら、死者が平穏無事にあの世に渡りつくことを祈り、なおかつ私たち自身の気持ちも落ち着かせていったということである。

想像することが癒しをもたらす。その力は、現代でもきっと必要とされているはずだ。

私が、内科医として研修をしていたとき、残念ながら、たびたび患者さんが亡くなっていった。身内ではないものの、長く入院治療にあたっていれば、知らないうちに心に穴は開いているものである。

忙しさもあって、すぐ次の仕事に移らなければならなかったが、そんな時ふと心を緩めてくれたのは、たとえば夜、人の少なくなった病棟での会話であった。

「○○さん(病棟の看護師)がね、○号室で亡くなったおじいちゃんの姿を見たんだって。きっとお礼を言いに来てくれたんだよ」

そのように、亡くなった人が会いに来てくれた話をその人物を知る誰かと共有するとき、自然と心が楽になるのを感じたのだ。

癒しがたい悲しみにも、想像の世界は力を貸してくれるだろう。

岩手県大槌町にある私有地の庭の一角に、とある電話ボックスがある。中には、電話線のつながっていない旧式の黒電話があり、「風の電話」と呼ばれている。この電話ボックスは、がんで亡くなった従兄ともう一度話したいという思いから設置され、今では、東日本大震災で大切な人を亡くした人たちが、誰にも言えない悲しみを胸に、訪れ続けているという。

この電話ボックスの狭い空間は、自分と、あの世に旅立ったかけがえのない人たちだけの異空間だ。「旧式の黒電話」は、現実の時空を越えて私たちと亡き人をつなぐだろう。そして、自分の心とあの世に旅立ったかけがえのない人との間で、静かに対話が始まっていく。同じような立場の人が訪れた痕跡に触れることで、自分は一人ではないとなぐさめられるだろうし、民家の一角で見守られているような安心感も、ためらわずに想像を膨らませることをうながしてくれるだろう。

自分の心を開き、他者との絆を感じながら膨らませた想像の世界には、強い癒しの力がある。この電話ボックスの中に踏み入れた瞬間に立ち現れる「黒電話」とともにつくられた世界は、その人だけに感じられる一回限りの力強い現実なのだ。

しかし、死別後シンドロームで苦しむ人の中には、想像することすら受け入れられない人がたくさんいる。そんな空想の世界などない、これが現実なんだ、と過去の日々と現実との落差に絶望し続ける。

けれども時期が来て、一歩前に踏み出そうとする瞬間、わずかな想像の種が、そっと心を開くことを後押しすることもある。たとえば、亡くなったわが子が好きだった花に出会ったとき、まとわりついてきた蝶を見て、この蝶はわが子の魂に違いないと思いをはせ、涙ぐみ、死別から十年以上を経て心が和み始めた女性がいた。

また、知的発達症で施設に入所していたある女性は、最愛の母親の死が伝えられたあと、ひどくふさぎ込んでいたが、そのうち自室に小さな祭壇を作り、母親があの世で幸せに暮らしている絵をかざり、立ち直っていったのだった。

このように、想像を膨らませ、亡くなった人に触れること、対話することが立ち直っていくプロセスを大きく前進させることがある。

「移り変わりの時期」の過ごし方

「移り変わりの時期」は、敏感になる。あの世とこの世の交差地点では、感覚が鋭敏になるのだろうか。桜を見ては世のはかなさに想いをはせ、人に言われたわずかな一言が心を突き刺し、痛みとなってあとを引き、涙もろくなったり、怒りやすくなったりもする。

人が亡くなり、あの世で新たに生まれ出る。一方で、私たちにとっても一緒に過ごした日々が終わり、新たな世界への出立を迎える。「移り変わりの時期」は、こうした新旧入り混じる時期なのである。

この時期を色でたとえると、灰色（グレー）なのではないか。白と黒が入り混じっており、つまりどっちつかずで持ちこたえるのが苦しい。葬儀のとき、よく目にするのは、白と黒の縞模様になった鯨幕だ。白は、「白無垢」というように、無垢な、まっさらなイメージがある。誕生である。逆に黒には、死のイメージがついてまわる。それなりに平穏なつもりで生きていたはずだったところに、死に別れをきっかけに闇が大胆に姿を現し、日常と混じり合い、いやが応でも私たちに「変化」を要求する。

しかし、この「変化」はときにやっかいだ。変化の先に、行き先を見通せるレールが用意されているわけではないし、存在が不確かなあの世との付き合いまで突きつけられる。絶望と孤独の中、私という一人の人間はこの先どう生きたらいいのだろう、という実存的な問いに向かわせる機会にもなり得る。死を身近に感じ、これまで生きてきた世界について、多かれ少なかれ根本からの「変化」を迫られる。「移り変わりの時期」とは、そんな時期なのだろう。

⑴ 休みを入れ、悲しみを感じる

そんな時期は、やはり、しっかりと休みを入れることをおすすめしたい。死に別れたあとの現実的な手続きは煩雑で、さらに状況によっては、大きな感情の波も押し寄せてくることだろう。その疲れもある上に、新たな世界を受け入れていくために、亡くなった人や自分の心と対話をするには、静かな環境での休息が必要である。

しかし、そう簡単に休みを取るわけにもいかないのが現代の悲しい点である。忌引き休暇は数日と限られている。仕事も忙しく、そう長く穴を開けられないかもしれない。小さい子どもを抱えていれば、自分一人の時間をなかなか持てないこともある。慣れない葬送儀礼が済んだあとは、財産問題や法的手続きなどの対応に奔走しなければならないかもしれない。それでも、たとえ短い時間でもいいので、静かに安らぐ時間を持ってほしい。

より問題なのは、休めない人たちではなく、休まない人たちだ。というのも、死別後シンドロームで精神科に来院した人の中で目立つのは、休みたくても休めないのではなく、意識的に休もうとしないできた人たちだからである。第1章2章で紹介した、母親を亡くした肇さんや、第2章3節で紹介した、子どもを自殺で喪った哲雄さんのように、仕事や飲酒によって、悲しみ、寂しさ、やるせなさを紛らわせるだけでなく、自分から追いやっているのである。そうすれば一時的にはつらい思いをしないで済むかもしれないが、決してその悲しみは癒えることはない。それどころか、いつまでもつきまとい、しまいには心や身体の病いとして重症になっていくことさえある。

悲しみから目をそらすのではなく、悲しみにあえて意識的になっている方がいいのだ。仕事の合間に時間を見つけ、同じような立場の人の声を見聞きしたり、悲しみをさそう歌や物語に触れたりして、ことあるごとに亡くなった人を思い出す。現実のほかに、自分だけの世界、いわば「現実と二重になった想像の世界」をつくってもいいだろう。落ち着ける場を設けて、亡くなった人や、その人を喪い悲しみにある自分と対話をしていくこと。あるいはなにも考えずにただ涙すること。そのことが喪のプロセスを進ませ、「移り変わりの時期」をいい流れで舵取りしてくれるはずだ。

⑵ 習慣の持つ力に頼る

「移り変わりの時期」は、自分を見失いやすい。これまで生きてきた世界が一度、壊れるからだ。だから、もともと自分というものに自信がなかったり、亡くなった人を心底頼って生きてきたりする人にとっては、かけがえのない人と死に別れたあとの心の混乱はそれだけ大きくなるだろう。想像を絶する状況で愛する人を亡くしたときも、現実を受け入れることは難しく、混乱をきわめるだろう。こうして自分の基盤が揺るがされたとき、私たちはなにを真実と信じ、なにを土台にして生きればいいのだろうか。

このようなとき、先ほど述べたとおり休息を取ることが先決だが、少し元気が出てきたなら、生活に緩やかなリズムを付けると、自然と心も整っていくことがある。

妻をがんで亡くしたある初老の男性は、悲しみや後悔でなにも手につかず、自宅の中が散乱し、気持ちがどんどん滅入っていった。このままではいけないと、次第に趣味の庭仕事や散歩を時間を決めておこなうようになってから、生活にリズムができ、心も晴れる日が増えてきた。庭先に並ぶ草木が整っていくのを見るにつれ、心も穏やかになっていったと話していた。

夫を自殺で亡くし、自分自身も死のうと思い詰めていたある女性は、家の外に仕事があることのありがたさを語った。もちろん心を失うほどの忙しさは本末転倒だが、張りつめた自宅以外に、通うべき場所を持っていたことは、彼女の心の迷いを解消してくれたという。

また、私の祖父母は、息子（私の叔父）亡きあと、毎朝仏壇に食事をお供えし、挨拶を欠かさなかった。日々仏壇の前に座り、死者に触れるという習慣は、それも悲しみを癒し、心を落ち着け、現実に生きる自分自身の軸をつくる一つの方法である。

ヨガや瞑想をすることで、直接に心の混乱を整えていく方法もあるだろう。それとは別に、彼らのように、外側の体裁を整えて習慣づけする、あるいは定期的な習慣に身を任せることで、混乱していた心の内が、それを軸にして揃いだしていくかのように少しずつ整っていき、安心感が生まれ、自分を取り戻していくこともあるのだ。

(3) 喪のプロセスを知っておく

喪のプロセスを前もって知っておくことは、死別後シンドロームを防ぐ上で大いに役に立つだろう。あの世への旅路に向かう死者同様、喪のプロセスの中で、私たちも、亡くなった人を心に刻んで生まれ変わり、新たな自分になっていく心の旅に出なければならない。そのときに、地図として、喪のプロセスがどのように進んでいくのか、大まかにでも知っておくと、迷ったときに助けになるだろう。

実際、大切な家族が亡くなり、悲しみや後悔などが混じり合い、名づけようのない感情に襲われたとき、いったいこれはどういう状態なのか、病気なのかどうかわからないと混乱し、精神科を受診する人もいる。いったい自分の身体はどうなってしまったのか、毎日涙が止まらないのは自分がおかしくなってしまったからなのか、この状態がずっと続いていて仕事も手につかないのだが、うつ病なのだろうかと、初めての経験に戸惑い、余計に不安が募るのである。しかし、死に別れ後に表れる感情の暴走や気持ちの落ち込みは、程度の差はあるものの、ほとんど正常反応とみてよい。

もう一度、第1章で紹介した「喪のプロセスの五段階」と「喪のプロセスでみられる反応」を振り返り、診察室で本人やその家族から、「おかしくなってしまったのではないか」「これはどういうことなのか」とよく質問される点を中心に述べていきたい。

まず、最初に「ショック期」がある。その死が予想もしなかったものであれば、それだけショックは大きくなるし、不安を感じやすい人、繊細な人であればなおさらであろう。頭が真っ白になって、死別直後のことをよく覚えていないとしても、それはおかしなことではない。葬儀で涙も出なかったとしても、それはまだショックが残っているからであり、決してまれなことではないのだ。ただ、この期間が長いと治療を要することがある。

次に、「感情の暴走期」、そしてあきらめが混じりだす「抑うつ期」がやってくる。わけもなく不安を感じやすくなったり、涙もろくなったり、誰彼かまわず、あるいは亡くなった本人に対しても怒りが湧き起こってきたりする。もっとああしていれば、こうしていればよかったと後悔の念は尽きず、自分を責めたり、苛立ちが強くなったりすることもある。とくに男性の中には、なぜこうも涙もろくなってしまうのか、と心配する人もいるかもしれない。しかし、涙を流すことは一番の薬であるから、涙が枯れるまで、こっそりと泣き続けることをおすすめしたい。怒りっぽくなっている、物事を忘れっぽいと気になることもあるかもしれない。これも程度の差はあるが、よくみられる反応だ。

家族の元気がなくなっているのを見て心配でたまらない、亡くなった人を追って逝ってしまうのではないかと不安を募らせることもあるだろう。この時期は寂しさが増す時期でもある。と同時に、悲しみや後悔は、周りには黙っておきたい、自分の中にしまい込んでおきたい問題でもあるので、家族にさえその心を語らないことがあり、余計に心配になっていく。一人ひとりの背景が異なるために、一概に述べることはできないが、喪のプロセスの段階で、寂しい半面、そっとしておいてほしい思いが強まること、気持ちがふさぐことは、よくみられることである。

「ショック期」から「感情の暴走期」「抑うつ期」を経て「受け入れ期」にさしかかるまでは「移り変わりの時期」として、感情が高ぶる、引きこもりたい思いがある、そして周囲に過敏になる時期でもある。「ショック期」はとくに、夜眠れない、食事も喉に通らないこともある。死に別れの直後は、亡くなった人が枕元に立ったり、声を聞いたりする体験をして、自分でも驚くことがあるかもしれない。そんな亡くなった人が現れる話の一つや二つは、多くの人が見聞きしたこともあるのではないだろうか。これもほとんどが正常反応である。あの世に旅立つ死者からの贈り物なのだと受け取ってよいだろう。

人によっては長い年月がかかるかもしれないが、この「移り変わりの時期」を経て、ようやく人は「立ち直り期」を迎え、亡くなった人とともに新しい現実を生き始めるのである。

このようなプロセスや心の変化のありようを知っておくと、いつもと違う不安定になった自分を認めてあげられるかもしれないし、悲しむ家族の変化を大きな動揺なく見守れるかもしれない。

この節では、死別後シンドロームに陥らないために、事前にできることを述べてきた。次の節では、死別後シンドロームで苦しむ人に向けて、あるいは、喪の苦しみのさなかで自分を見失いそうになっている人に向けて、立ち直っていくにはどのようなことができるのか、そのヒントを紹介していきたい。

2　死別後シンドロームから立ち直るために

死別後シンドロームでは、亡くなった人と私たちとの立場が逆転している。主客が転倒してしまっていて、亡くなった人がなによりも大切であり、怖れ多いものとなっているのだ。立ち直るということは、生きる上で、自分にまず中心軸を移し、大切だった亡き人との関係を見直す作業でもある。

本題に入る前に一点、注意しておきたい。死別後シンドロームになっていく人には、大きく分けて二種類ある。「悲しみに気づけない人」（始まらない喪）と「悲しみから抜け出せない人」（明けない喪）だ。単純にいえば、「悲しみに気づけない」で苦しむ人は、まず悲しみに気づくことが必要であり、「悲しみから抜け出せない人」は、感情をうながし、認め、そして表現することが重要になってくる。後者の「悲しみから抜け出せない人」の中には、状況として周りとの「つながり」が少なく、孤立感から悲しみがさらに深まる人たちと、もともと「つながり」を求める力や「つながる」力が弱い人たちがいる。

こうしたタイプによって、気持ちの和らげ方も少しずつ異なってくるだろう。以下に述べる対処法は、どのようなことが自分に当てはまるか、どのようなことならば自分に向いているか、選びながら読んでいってほしい。

湧き上がる感情を大切にする

大切な人との死に別れでは、感情の嵐に圧倒されることはしばしばだ。それらは心で支えきれないこともあり、忙しさで紛らわせたり、見ないようにしてしまったりすることもある。

しかし、死別後シンドロームから抜け出せなくなったら、無視してきたこの感情に発言権を与えた方がいいだろう。隠されたままの悲しみ、怒り、そういった感情こそが、感情そのものの苦しみだけでなく心身の症状を生み出し、病いを形づくっていくからだ。

海外では、葬式の際などにいわゆる「泣き女」を呼び、参列者にあえて悲しみの感情を表現させるように仕向けることもある。このやり方が日本の文化に合うかどうかはさておき、確かに、素直に感情を出せた場合は、死別後シンドロームになりづらい。

(1) 自分はどう感じているかを意識する

喪では多くの感情が生まれる。亡くなった人との関係性は唯一無二なだけに、どの喪のプロセスもそれぞれまったく別物であり、湧き起こる感情もさまざまだ。

周りとの和を保つことに配慮して、否定的な感情を抑え続けたり、社会が期待するふるまいや感情になるよう常に気を付けたりしていたら、自分の感情がぼやけてしまうかもしれない。すると、感じ切ることを抑えられた否定的な感情、すなわち度を越した悲しみ、怒りや恥などが行き場を失い、やがては心身を痛めつけたり、次第に勢力を増してコントロールできなくなったりしてしまう。その挙げ句、解決できるのは死だけだと、絶望的になってしまうかもしれない。

感情に振り回されなくなることがゴールではない。そうではなく、湧き起こってきた気持ちをいつも大切に認めてあげることが必要だ。良い悪いの価値判断なしに、ただ受け入れるのである。決してそれをなくそうとか、解決しようとかする必要はない。その繰り返しが、立ち直りの早道である。

自分は今、どう思っているのか。怒っているのか、悲しんでいるのか。もやもやしたら問いかけて、そして表れてきた気持ちもまた亡き人との「つながり」の一部であり、自分の「分身」と考えて大切にしてあげたい。

(2) 言えることは癒えること

感情を認めることができたら、次にそれらを表現すること、つまり外に気持ちを吐き出し、客観的に眺める作業に入るといい。言葉を使うことが得意な人にとってはとくに、ぐるぐると頭を駆け巡るまとまりのない気持ちを言葉で表現することは、癒えることの第一歩である。悲しみが一人で手に負えなくなったときには、誰か信頼できる人に語ることや、同じような体験を語り合える自助グループの集いに参加してみることもできる。

こうして書き出してみたり、あるいは誰かに言ったりできるようになることと、心が癒えてくることはほぼ同時期のような気がしている。言うことや書くことで、気持ちが整理づけられ、あいまいな感情にのまれることが減るからだろう。暗闇の森に迷い込んだ際に、周囲の木や草を自分なりに認識できているか、あるいはなんだかわからない不気味なものと映っているかの差にたとえられるかもしれない。不気味なものの実態を認識しているのといないのとでは、恐怖の程度も変わってくるからだ。

一見、素直に感情を表現しているように見えても、実際は癒えてはいないこと、さらに深い癒しが必要であることがある。悲しみや寂しさ、苛立ちを紛らわすために、過食やショッピングを続ける、あるいは身近な人たちに暴言を吐き続ける。こうした問題が、大切な人の死をきっかけとして引き起こってきた場合、本人はその感情の波にたとえ気づいていたとしても、また、その原因が死に別れの問題にあるだろうと漠然と感じてはいても、具体的にどのような問題から出てきた感情なのかが結び付いていない。

こうした場合も、大切なのは、客観的に言えることや書けることである。感情自体を認められたら、その感情がどこにつながっているのか、そのつど、感情の道筋を認識してあげるとなおよいだろう。言ったり書いたりしながら、「そうだったのか」と腑に落ちる感覚は、癒しをもたらす。

ただ、死の悲惨な状況だったり、その人の気質や生い立ちだったり、亡くなった人との関係性だったりさまざまな理由から、一人で認識するには暗闇が深すぎて難しい場合も多い。あとで述べるように、さらに暗闇が深い場合、カウンセラーのもとを訪れたり、精神科を受診したりする必要も出てくる。

(3) 自分の悲しみに寄り添う —音の力—

感情の中でも、悲しみを感じることはとくに重要である。涙とともに大きな癒しの力を持つからである。不安、怖れ、後悔、怒り、自分を責める思い、そういった感情にのまれそうなとき、悲しみは、私たちが自分を見失うことから救ってくれる。亡くなった人への悲しみは、たとえ苦しくとも、一緒に過ごした思い出でわずかながら心を和らげてくれるし、自分が今、喪のプロセスにあるのだということ、つまり、亡くなった人との「つながり」を意識させてくれる。

しかし私たちは、悲しみを「悲しい」と口に出し、それはなぜなのか誰かに伝えることに慣れていないような気もしている。むしろ、こみ上げてくる悲しみを口に出さずに味わうこと、そしてあえて伝えるのではなく誰かと思いを共有することで、なぐさめられてきたのかもしれない。言葉にすることはなくても、これも悲しみの一つの表現方法といえるだろう。

チューリッヒの旧市街を歩いていたとき、ある仏教グッズ専門店をのぞいたことがある。というのも、その店から聞こえてきたシンギングボウル（仏具の鈴《りん》のようなもの）のかすかな響きがどこか懐かしさを連れてきたので、思わず中へ入ることになったのだ。

そこの女性主人は、私が日本人であることがわかると、嬉しそうに近づいてきて、「今日は日本人がこれで三組目。朝来た日本人はね、このシンギングボウルを買っていったんですよ。確か最近母親が亡くなったとかで、両親の眠る日本のお墓へ行きたいけれど、遠いからなかなか出向けないでしょう。でもこの音を聞くと、亡くなった両親のことを思い出せるんだって」と話してきた。

そういえば、私自身もご先祖様に合掌するとき、必ず仏壇前の鈴を響かせていた。自分の思いを書き出すこと、誰かに語ること、確かに言葉にすることも大いに役に立つだろうが、それだけではなく、こうした鈴の音が、私たちの悲しみを誘い出し、その気持ちに寄り添いながら癒してくれることもある。

音は、目に見えないが、波となって動きを持つ。目に見えないが確かに存在するし、音の終わりの切れ目はあるようでない。その波の持つ特徴は、どこか、あの世とこの世の境で亡き人と私たちをつなぐ役目をしてくれるようにも思う。

(4) 誰かの表現に思いを寄せる

行き場を失った感情を表現することは癒しにつながっていく。書くことだけでなく、涙を流してもいいし、歌などで声に出してもいいし、絵にしてもいいし、なんでもいい。記念碑を作る、喪失体験の手記を出す、ブログを書く、これらの表現を支えにして喪のプロセスが進むことも多い。

しかし、とらえどころのない気持ちを表現することは、けっこう力のいる作業である。そこまではできなくても、似たような思いが表現された作品を見たり読んだりすることで、自分の思いも整理され、心がなだめられていくということはある。絵画や音楽など、死に別れの苦しみが表現された作品は数多い。これらの作品に触れることで、この深い苦しみにいるのは自分一人ではないことを知ることができるし、そして気持ちを整理していく助けにもなるだろう。

「もの」に思いを託すことも、昔からなされてきた。東北の一部に伝わるムカサリ絵馬は、未婚のまま亡くなった人の婚礼を描いた絵馬である。小さい子どもを亡くしたとき、お地蔵さんにかわいい服を着せて供養することもある。これは、亡くなった人が心細い思いをせずに安らかであってほしいという願い、亡くなった子へ感じる不憫さを少しでも和らげようという気持ちからくるのだろう。言葉で表せない苦しみを「もの」に託し表現することで、心が落ち着いていくことは多い。

(5) 怒りを無視しない

人の死という不条理な出来事では、状況によって強い怒りが出てくる。しかし、その怒りに向き合わず、無視しているケースを、死別後シンドロームの人の中で時折見かけることがある。常になにかにイライラしている、怒りっぽくなっている、人につらく当たる、なにに対してもやる気がなくなる、などはそのサインである。

その苛立ちを掘り下げていくと、なぜあの人が亡くなったのか、なぜ私だけこのような不運を背負わねばならないのかという運命に対する怒り、なぜ先に亡くなってしまったのかという亡くなった人への怒り、さらには亡くなった人に関わっていた人への怒り、夫への怒り、妻への怒り、医療への怒りといった問題が出てくるかもしれない。

死別後シンドロームから抜け出せない人の中には、怒りの感情を誰にも吐き出せていない人、自分の怒りにおびえ、外出を控えるようになった人、あるいは怒りがあることを自分自身にさえ気づかせないようにしている人がいる。

第2章2節で紹介した緑さんは、長女が自殺で亡くなってから数年、ずっと布団に臥せり、家事もほとんどできなくなっていた。家族も心配していたが、彼女を悲しみから立ち直れないようにしていた一因は、夫に対する怒りであった。なぜあの子に対してあのような厳しい態度を取ったのか。なぜ夫は娘の死を忘れてしまったのか。

家事もこなしながら稼いでくれる夫に対し、そんな怒りを持ってはいけない、そして、夫にはどうせわかってもらえないだろう、だったら傷つくだけだしなにも言いたくない、と彼女は怒りを夫に打ち明けることはなかった。また、怒りを表に出したら、周りの人に迷惑をかけてしまうと、近しい友人にも話さず、そんな怒りを持つ自分を恥じて、忘れよう忘れようとしていたのだった。

緑さんのように、場の雰囲気を壊したくなくて、自分が我慢すれば済むことだからと、気持ちを押し殺している人も少なくない。そして、未解決の怒りがあるばかりに、悲しみが底をつかず、いつまでもまるで死んでしまったかのように生活することになる。

イライラしやすい、怒りっぽくなったといったことは、うつ病はじめ、ほかの病気でも出てくる症状だ。ただ、死別後シンドロームの場合、その怒りはいつも最愛の人を喪った悲しみとセットである。

なぜ怒りが出てくるのだろうかと自分に聞いてみれば、なぜ自分だけがこのような思いをしなければならないのかという疑問、亡くなった人や自分自身の尊厳を誰かに踏みにじられた悔しさ、一緒に悼めない孤独、相手の身勝手さや無神経さへの軽蔑など、たくさんの思いが出てくるだろう。まずは、そんな大変な思いを抱えている自分を抱きかかえ、その思いを否定せずに、当然な気持ちじゃないかと認めてあげることである。怒りを持つ自分をなぐさめ、その裏にある悲しみを一つ一つ大切に拾い上げていくのだ。

怒りのままに行動に走る人もいるが、怒りは怒りを呼んでしまうため、気を付けないと二重に傷を負ってしまうことがある。感情をまず大切にし、自分の気持ちがどこから出てきているのかを意識した上で、怒りの現実的な解決策を考えるとよいだろう。

しつこい怒りと向き合い始めると、心の奥に眠る悲しみの蓋が開かれ、本来の涙が出てくることがある。本書の冒頭で紹介した由利さんは、父親が亡くなったあと、あまりのショックで感情が麻痺し、悲しみという感情さえもわからなくなってしまっていた。その由利さんに悲しみを思い出させてくれたのも、怒りであった。感じてはいけないように思っていた親戚や母親への怒りを何度も口にすることで、次第に父親を喪ったことへの悲しみが表れて、亡くなったことへの受け入れが進み、やがて立ち直っていったのだった。

助けを求めてみる

自分の心を感知し、感情を感じ切ることは大切だ。ただ、誰ともつながりを持たず、その悲しみを一人で抱えることには限界がある。

仲の良い友人たち、家族、地域の人や仕事仲間など身近な人たちの中に、心を許せる人がいればいいのだが、逆に、身近であればあるほど、気を遣い、話を聞いてもらうことを遠慮してしまうかもしれない。大切な人を亡くして心は弱りきり、孤独になっているさなか、誰かとつながりたくても、これまで疎遠にしていた人に声をかけるのは気兼ねしてしまう人もいるだろう。

それでなくとも、死別後シンドロームでは、自分と相手との境界があいまいになりがちだ。疲れ果てて弱った時期というのは、相手のなにげない言動に傷つきやすくなっている。だから余計に、どこかで自分を守るために、助けを求めづらくなる。あるいは、助けを求めることは、相手に依存してしまうのではないか、相手の言いなりになってしまうのではないかと思ってしまう人もいるかもしれない。

しかし、回復していった人の中には、「誰かに話を聞いてもらった」「わかってもらった」という体験がきっかけになっている人が少なくない。あるいは、どんなに悲惨な状況であっても、そこから立ち直っている人を見ると、そばには誰かのサポートがあり、それを本人が受け入れていた。

(1) 信頼できる人に話を聞いてもらう

否定されることなく「話を聞いてもらう」「わかってもらう」ことは、かけがえのない人の死で一度失ってしまったかのように見える周りとの「つながり」を、再度つくりだす大きな第一歩となる。

これまでも述べたとおり、大切な人の死は、一緒につくってきた「世界」の終わりであり、喪のプロセスというのは、新しい「世界」へと生まれ変わっていく旅路である。その旅路は、赤ん坊が育っていくプロセスとも似ている。生まれたばかりの赤ん坊には、安心感が必要だ。安心感は、母親をはじめとする養育者との「つながり」を信頼することから生まれる。つまり、信頼できる人とつながるという経験が、新たな旅路へ向かう力をもたらしてくれるのだ。死別後の新しい「世界」を歩んでいく上でも、助けを求めること、話を聞いてもらうことを通じて「つながり」を回復することは大切な一歩となるのである。

よく、死に別れの問題に限らず、なにか危機的な場面に遭遇したときに、女性は強いなどと男性から囁かれることがある。これは女性の方が「つながり」を持ちやすいと考えれば、一理あるのだろう。

信頼できる人は、家族や身近な人だけとも限らない。第2章1章で紹介した死別後シンドロームだった陽子さんは、救急部での治療、精神科での静養治療を終えると、すっかり元気になった。入院中、友達になったという同年代の女性たちと日々語らう中で、夫の死の悲しみを共有したことが、立ち直りに対し大きな意味を持ったのだった。

話を聞いてもらうこと、これはセラピーの基本である。自分の気持ちをありのままに認めてもらうプロセスであるし、同時に、自分自身も抱えてきた感情に気づき、あらためてそれらを受け入れていくプロセスでもあるのだ。

もちろん、人の助けを借りることは大切なことだからこそ、しばしば慎重になった方がいいこともある。弱り切った時期につけこんで、体裁のいい優しい言葉をちりばめながら、金儲けの目的はひた隠し、さまざまな会社や法人がダイレクトメールを送ってきたり訪ねてきたりする。当然ながら、デリケートな話を本当に彼らに伝えていいものか、一度立ち止まって考えることも必要だ。

(2) 似た境遇の人と語らう ―自助グループへの参加―

先ほどの陽子さんのように、同じ境遇の人同士での語らいは、人間が本来持つ「つながり」

の力を回復させ、喪のプロセスを進ませていく。

誰に助けを求めるか、は重要である。誰か特定の人が思いつかないとき、あるいは特定の人はハードルが高いとき、同じような境遇の人が集まる場に参加することだけでも意味がある。自分が発言しなくても、似た境遇の人たちの存在を肌で感じること、彼らの体験を見聞きすることで、つらいのは自分一人ではないのだと「つながり」の力を思い出し、安心できることがあるからだ。こうした自助グループでは、グループ内で聞いた体験を口外しないことがルールになっている。枠組みが用意されているからこそ、安心なのである。


スイスの都市チューリッヒには、中心部からバスで十分たらずのところに大きな墓地がある。もちろん、そのほかにも墓地は街中に点在しているのだが、そこはその中でも敷地面積の大きい、国立公園のような場所だ。その一角にある建物の中で、月に一度、「亡くなった人の思い出を語る会」が開かれている。そこでは、大切な人を亡くした人たちが集まって、それぞれが抱えている思い、あるいは死についてのざっくばらんな話が語られる。私は、その時期チューリッヒ大学で、死別後シンドロームの文化比較研究をおこなっていた関係もあり、研究仲間とともに時折その会合へ参加していた。

ある日、私を入れて六人がその場に集まっていた。円卓を囲み、ワインにチーズ、ドライフルーツをつまみつつ、だんだん暗くなっていく外を眺めながら語らっていた。開始から三十分ほど遅れて、あるイスラム系の女性が入ってきた。彼女にとって今回が初めての参加であり、緊張していたのだろうか表情はこわばり、決して笑うことがなかった。明らかに深い悲しみを抱えているのだろうと誰もが感じとり、なにか食べ物をとすすめながら、席に着くよううながした。

彼女は十年前に五歳の息子を急な病気で亡くしたのだという。最愛の息子を亡くしたあとも、ほかの子どもたちのために、「明るい、いつものお母さん」であるように、心に「マスク」をし、必死で生き続けてきた。息子は、そのとき、喉の痛みを訴えていたのに、「そんなのは病気じゃない」という夫に従い、病院へ連れて行かなかった。そのため、自分が息子を殺したんだ、とずっと自分を責め続けていたのだった。

夫はなにごともなかったかのようで、息子の死を話題にすることはない。家族にも、子どもたちにも、息子の死の話はこの十年間、一度も語ることはなかった。近所を見回しても、子どもを亡くした親には出会わない。こんな苦しみを抱えているのは私だけであり、常に孤独だといって、硬い表情をさらにこわばらせた。

その場の空気を和らげようと、メキシコ系の女性が、「見えない世界」の話をしだした。「亡くなった人はいつでもそばにいて、たとえ亡くなったとしても、話そうと思えば、話せるんだよ」。すると、「いいですね、信じられたら、楽ですね。私の宗教では、生きている世界と、死んだ人の世界は完全に別です。はっきりとした境界があります。だから会うなんて、話すなんて、とんでもない……」。そう言って、彼女の心はますます閉じようとしていた。

一瞬、静けさが私たちのグループを包んだが、やがて口を開いたのは、初老の婦人だった。

「私も、三年前に、三六歳の娘を亡くしたのよ。つらかったわ……自殺だったの……今でも自分を責めるし、ほかの子どもたちにも、私が厳しすぎたせいだって責められている」。婦人はゆっくりと、でも懸命に、不自由な半身とたたかいながら、話した。

「でも、一年くらい前に楽になったのは、同じように子どもを亡くした親の会で、話を聞いてもらったり、ほかの人の話を聞いたりするようになってからなの。赤ちゃんを亡くした人もいれば、成人した子どもを亡くした人もいる。それぞれが違う体験だけれども、みな、同じつらさを抱えたことがあって、すごくわかってくれたの。よかったら、今度一緒に行きませんか?」

話を聞き終わると、イスラム系の女性は顔をいくらか和らげ、「ありがとう、ぜひご一緒したい」と力強く答えたのだった。最初にやってきたときの表情と、帰りがけの彼女の表情は大きく違っていた。希望と安らぎがもしかしたら見つかるかもしれない、一人ではないかもしれない、という思いが湧いて出てきたのだろう。

たとえ同じように誰かが心理療法や自助グループの話をしたとしても、それが果たして凍りついた彼女の心に届いたかはわからない。彼女の心を解かしたのは、悲しみを理解していた老婦人の助けだった。実際に苦しみを抜け出しつつある当事者の話だったからこそ、彼女の閉ざされた心のドアに鍵を差し込むことができたのだろう。

⑶ 草木や動物と触れ合う

このイスラム系の女性が踏み出した第一歩は大きかった。十年の孤独な時を経て、彼女自身が、助けを求めに「亡くなった人の思い出を語る会」といういわば自助グループに参加し、自らの苦しみをさらけ出すのには相当な勇気がいっただろう。もう安らぎを受け入れてもいいのだという彼女の心の準備が整ったから、「つながり」へと目が向けられたに違いない。

では、どうしても誰かに助けを求める気持ちになれないときは、どうしたらいいだろう。

そのようなときは、草木や動物との触れ合いをおすすめしたい。もともと人間は、傷ついたとき、森に入り、癒しの力を得ていたのである。また、アニマルセラピー、ペットセラピーという言葉もあるように、身近な動物たちとの肌の触れ合いは、自然と私たちを癒してくれている。子どもを亡くしたある夫婦は、二人で精神科に通院していたのだったが、あるときペットを飼い始めた。そのペットのおかげで、いくらか気持ちが和らいできたと語っていたことがある。

癒しのもとにあるのは、「つながり」の感覚である。草木や花々の自然は、本来人間が持ってきた大地との「つながり」を私たちに思い出させてくれる。動物たちも、私たちに生命との「つながり」を感じさせてくれる。それは、喪のプロセスにいる私たちをあたたかく見守ってくれるだろう。

亡くなった人との新たな関係づくり

こうした「つながり」を求める思いの芽が出始め、その思いが周りから受け止められ、かつ自分の中でも「つながり」を求める気持ちを受け入れられるようになると、自然と、亡くなった人との関係にも動き（変化）が出てくる。

⑴ 亡くなった人と対話する

死生学を専攻するスイス人の研究者と、日本の喪の文化について話し合ったことがある。彼女は、日本人をとてもうらやましがっていた。亡くなった人がそばにいるかのように感じることを自分に許し、かつ公に話せる、それは素敵なことだ、と。なかでも、骨上げ（火葬にした遺骨を身近な人たちで拾い上げること）の作業にいたく感動していて、亡くなった人を身近に感じることができ、かつみなで悼む作業は、喪の理想形であるとまで言うのだ。

彼女は、悲嘆に暮れたスイス人を何人もインタビューしてきたが、多くの人が、死者を身近に感じたい、あるいは感じているにもかかわらず、その思いを口にすると、狂っていると思われるだろうと口にしないのだ、と言っていた。

かつては、教会が喪のプロセスを援助していたが、今、死は教会とも切り離されている。人が亡くなると、すぐさま土葬にするか火葬にするかの選択から始まり、次々と大きな決断を迫られる家族は、亡くなった人と対話する時間も十分に持てない。葬儀が終われば、死者への思いを口にすることもはばかられる。そうして苦しみから抜け出せなくなってしまうのだ。だから、亡くなった人を身近に感じ、かつ、いつまでもそんな感覚を自然と口に出せる日本の文化がうらやましいのだ、と。

しかし、実際の私たちは、そのような日本人の気質を軽んじているのではないだろうか。というのも、診察室にやってくる人の中には、忙しさや周りへの気遣いのあまり、亡くなった人のことを十分に感じ、語ってこなかった人が多いからだ。

つまり、死別後シンドロームで悩む人の多くは、日本においても海外においても、亡くなった人から徹底して切り離されてしまっているのである。亡き人との「つながり」を失ったあと、その「つながり」を断ち続けることは、喪のプロセスを開始できず、深刻な「病い」につながっていきやすいのだ。

仏壇の前で亡き人に向かって話しかけたり、亡き子を思ってお地蔵様の前に日々花を手向ける——幼いころ、家や近所の道端でそのような姿をよく目にしたが、こうしたささいな日常の中で亡き人との対話が自然と行われ、「つながり」を感じることは、生きる上で大切なことだったのだと思う。日常が忙しく、余裕がなかったとしても、もし亡き人をそばに感じることがあるならば、その感覚を大切にしてほしい。

①亡くなった人をめぐる旅

亡くなった人があの世へ旅をするように、こちらでも旅に出る人がいる。死別後シンドロームで数年来苦しんできた老婦人は、数回の診察を経て、亡くなった人との思い出をたどりたいと通院をやめ、思い出をめぐる旅に出ていった。また、大切な人を亡くしたあと、巡礼の旅に出かけた人もいた。きっと行く先々で、亡くなった人を思い出しながら、心の中で対話をし続けたのではないだろうか。

ただ、注意してほしいのは、無理やり行動しなくてもいい、ということである。亡くなった人との思い出をたどる旅へと出発した老婦人も、長い期間、うつ状態で家から出られない時期があった。まず大切なのは自分の休息を確保することである。その上で、人それぞれにやってくる動き出しのタイミングを大切にするといいだろう。

わざわざ旅に出なくても、亡くなった人が「なんとなくそこにいるような気配」、亡くなった人が「見守っているイメージ」、あるいは純粋に「笑顔になって遊んでいるイメージ」を思い浮かべ、大切にすることもできる。そして、その感覚を感じるために、少しずつ、亡くなった人がたどった人生を見直してみることもいいかもしれない。

あるいは、前に述べたように、音や「もの」の力を借りるのもいい。たとえば、音を鳴らしながら、その余韻の中で、亡き人とつながり、対話するのである。

②亡くなった人が伝えていること

その死が自分に伝えようとしていることはなにか。死に別れが私たちに問いかけているのはなにか。死別後シンドロームから立ち直った人の話を聞くと、悲惨な死そのものを全否定することの先に、それはつらい死に別れだったかもしれないが、肯定的な意味を多かれ少なかれ感じとっているのは確かである。

息子の事故死以降、怒りの感情をコントロールできなくなった男性は、心理療法を通じて少しずつ自身の感じていたことを語れるようになり、やがて回復していった。彼は当初、息子の死から目をそむけ、その死をまったく救いようのない災難ととらえ、すべてを呪っていた。しかし回復に近づくにつれ、息子の人生に意味を見出すようになり、息子が周りにしてきたように、自分も身近な人にあたたかく接することがこれからの務めだと思うようになったと語っていた。

⑵亡き人を「死者」にする覚悟を決める

亡くなった人と対話し続け、絆を保つ、あるいは新たな絆をつくることは、喪のプロセスで大切なところである。亡き人と対話ができ、そして、大切な人のいなくなった世界で新たな「つながり」への希望が見えてくると、おのずと亡き人を真の「死者」にする覚悟ができてくる。亡くなった人と新たな「つながり」をつくるには、いったん亡くなった人に別れを告げなければならないのである。しかし、死別後シンドロームでは、この段階を乗り越えることが難しい場合がほとんどだ。

①亡くなった人を怖れなくていい

たとえば、大切な人が亡くなったあとでさえ、なおも亡くなった人からの支配を怖れている人がいる。幼少期に日常的に虐待されてきた人の場合、その親が亡くなったあとも、親の支配的な影におびえ続けるのである。また、主導的な夫あるいは妻に頼り切っていた人は、伴侶の亡きあともその影におびえ、必要以上の自責に悩まされることがある。

ときに、亡くなった人のみならず、先祖全体にやや行き過ぎた怖れを感じている人もいる。これらの場合、怖れがさまたげとなって、亡くなった人をまだ「死者」にできていないのだ。

しかし、あくまで生きている私たちが中心なのであり、亡くなった人を怖れる必要はない。

亡くなった人と距離を取ることは、喪のプロセスにおいて重要なことである。

と、言葉で言うのは簡単だが、実際は人によっては何年もかかることだろう。とくに幼いころ、虐待や厳しすぎるしつけが慢性的に行われていた場合、自分は常に大切な他者から脅かされている存在であったため、自分と大切な他者との境界が不鮮明になりがちだ。そのため、大切な人を「死者」にするという別れの覚悟がとても難しいことがある。

亡くなった人への怖れがあまりに強い場合、まず自分を中心に持ってくるために、気持ちの整理に時間をかける必要がある。こうした、過去の心の傷との関連が強い場合、訓練を受けた者による心理療法や医療の助けを求めてもいいだろう。

②忘れることは途切れることではない

あわれみの感情によって、亡くなった人への思いから離れられないこともある。とくに小さきもの、弱きものを救えなかったという思いが強いときは、亡くなった人と一緒に彼らの悲しみを味わおうとして、いつまでも悲しみから抜け出せない。死別後シンドロームでは、さぞかし心細いだろうと、亡くなった人と心が一体になってしまい、まるで自分の一部あるいは全体が、一緒に死んでしまったかのようになってしまうことがある。なかでも、子どもを亡くした親にそうした傾向が強い。

一瞬でも亡くなった人への悲しみを忘れてしまうことや、死の原因となった相手や状況を恨んだり、自分を責めたりするのをやめてみることを、亡くなった人との関係が途切れてしまうことだと勘違いし、亡き人を思い続ける日々をなかなか断ち切れないことがある。常に亡くなった人のことを考え、怒りや悲しみにのまれ、苦しみ続けることで、亡くなった人とのつながりを保っていると感じているのかもしれない。

しかし、もっと楽になって大丈夫なのだ。亡くなった人をしばし忘れる時がきても、それは絆が途切れるということを意味しない。もういいやと思えるほど十分に悲しみや怒りなどの感情に向き合い、死者を身近に感じ続けたその先には、新しい人生への扉が開かれる。その扉を開くことを怖がることはないし、遠慮もしなくていいのである。

(3) 亡くなった人とともに生きる

亡くなった人とともに死んだようになっていた人が、亡くなった人とともに生きだす瞬間には、目をみはるものがある。うつ病やそのほかの病気から回復するときも、もちろん変化を感じさせる。しかし、死別後シンドロームから回復した、あるいは喪のプロセスを切り抜けた人の変化は、まるで生まれ変わったかのように人生のとらえ方が一転するのだ。そのような瞬間を、私は何度も目にしてきた。

死別後シンドロームから抜け出した人の中には、「亡くなった人はいつも自分の中にいる」

という言い方をする人がいる。ポンポンと胸をたたき、いるのはここだな、とにっこりと胸を指す。あるいは、「いつも見守ってくれている」と感じる人もいる。死者の魂は、普段は空の向こうで暮らしているが、ときに道端の花に宿っていたり、動物や昆虫の姿を借りたりして、私たちに会いにきているのかもしれない、と語ってくれた人もいた。

こうした感覚をはぐくむ力があることは、スイス人の研究者も言っていたように、確かに日本人のよさの一つなのかもしれない。そして、この感覚に気づいたときに、死別後シンドロームは劇的に回復しだすのである。

私たち人間は、誰もが心の中に「あたたかさ」をはぐくんでいる。生きる基盤となるようなものである。この「あたたかさ」は、前に述べたような、人との「つながり」、あるいは動物や自然との触れ合いの中で生まれる安心感と同じだ。このあたたかな支えによって、私たちはなんとかこの現実世界を生きているのである。かけがえのない人が亡くなると、その「あたたかさ」まで、一緒に失われてしまったかのような錯覚に陥ることがある。

しかし、亡くなった人とともに生きるということは、自分の心に本来持っていた「あたたかさ」を思い出し、かつ、亡くなった人を新たな「あたたかさ」の支えとして心に取り入れることでもあるだろう。かけがえのない人は、外側だけの存在ではもはやない。内側にあるそれぞれの心の中に、「あたたかさ」として生き残るのである。

こうして、私たちの心の支えに取り込まれた死者は、今や、ともに生きる存在になるのである。しかしその過程に至るには、やはりある一定期間、自分の感情に素直になり、亡くなった人への思いに没頭することが必要になってくる。

新たな自分を生きるために

(1)今あることに目を向ける

最愛の人との別れは暴力のように感じるかもしれない。思い出すのも怖ろしくなり、忘れようと今に没頭する人もいるだろう。ただ、周りの環境に過剰に溶け込もうとすることや、予定をこなすために忙しくすることは、今に目を向けることを意味しない。

①思いにひたりきる ―滋養の時期―

繰り返しになるが、死別後シンドロームからの回復には、亡くなった人への思い、つまり悲しみ、後悔、怒りなどにひたりきることがどうしても必要になってくる。それは、亡くなった人を外側だけの存在ではなく、心の支えに取り込んでいくためである。こうして、悲しみなどに身を任せる日々を、こんなことではいけないと否定せず、すべて受け入れて感じ切ると、今度はそうした苦しい気持ちから少しずつ距離が取れてくる。

死別後シンドロームで長年苦しんでいた人が、突然吹っ切れて元気を取り戻すことがある。いったいどうしてなのだろうと不思議に思うこともあったのだが、亡くなった人への思いをずっと思い続けていた日々を栄養にして、目に見えない心の奥では変化が始まっていたのだろう。この滋養の時期こそが、最も大切なのだ。自分の過去を責める気持ち、未来を不安に思う気持ちにたとえのまれることがあっても、それがいつかは過ぎ去ることを信じて自由にさせておくと、徐々に再び外の世界に意識が向く日がくるのである。

②「あたたかさ」の代用

ふと、自分の置かれた場に目を向けると、草木などの自然や動物から、あるいはほんの数分話した人から、かけがえのない人との間に感じられたような、同じ種類の「あたたかさ」を受け取っていることに気づく。そうした「あたたかさ」は、心に開いた穴を、すべては無理にしても、わずかずつ埋めてくれるだろう。キャッチしているのは自分であり、自分を中心に考えてみれば、もたらされている「あたたかさ」に変わりはない。こうした「あたたかさ」に気づき、拒まずに少しずつ受け取っていくと、自分に力が戻ってきて、亡くなった人の分まで生きる気概が生まれてくる。

「あたたかさ」の代用として、ぽかぽかの太陽の光を感じる、あたたかなお茶を飲みながらゆっくりする、温泉につかるなど、外のあたたかな環境を身体の中に沁み込ませていくのも意外と効果的である。しばしの間、苦しい気持ちを放っておいて、「あたたかさ」を感じることに集中すると、心に張り巡らせていた緊張の糸が少しずつほどけていくものである。

(2) 過去の傷を見つめる

過去のつらかった体験が、死に別れの悲しみや怒りを増幅させてしまっていることがある。あるいは、大切な人の死をきっかけに、寂しさが引き金になって、考えないようにしてきた過去の傷に向き合わざるを得ないような心境になることもある。たとえば、亡くなった父親や母親との確執や、幼いころの寂しい思い、虐げられた思いなどである。その結果、自分の中の支えが再びぐらついて、まるで心が骨なしになってしまったかのように気持ちが不安定になり、日常生活を送ることさえ大変になってくることもあるだろう。

① 「あたたかさ」を受け入れる準備をする

もともと心の中に、生きる基盤ともいえる「あたたかさ」や自分が無条件で受け入れられる体験が不足していた場合、生きるためにどうしても外側の世界や外側の誰かに基盤を求めがちだ。そのようなとき、かけがえのない人は、彼らにとって生きる上での基盤であり、心の支えでもあったことだろう。すると、その死は、大切な人だけでなく、生きていく力も根こそぎ奪い取っていきかねない。第3章2節で紹介したような、もともと気持ちが不安定になりがちだった紗季さんや、虐待された経験のある女性たちのように、心の中に本来あるはずの支えが十分に機能していなかった場合がそれである。

喪のプロセスでは、亡くなった人を自分の心に取り入れることが必要になってくる。かけがえのない人とのあたたかい思い出を心の中にしまうのである。ところが、「あたたかさ」に不慣れで、このしまう作業が難しいと、亡くなった人はいつまでも外側の世界にしか存在できず、その死は、私たちの心と切り離されてしまう。そして、かけがえのない人が完全にいなくなってしまう怖さから、亡くなったことを受け入れられず、彼らを「死者」にすることができないのだ。そのため、亡くなった人を心に受け入れるためには、ときに、過去から引きずっている心の傷にも寄り添う必要が出てくるのである。

死別後シンドロームに長い間苦しむ人の中には、こうした過去の傷のために、喪のプロセスが進んでいかない人もいる。そのときは、自分に力を取り戻すために「あたたかさ」の代用をまず大切にし、過去から引きずっていた自分の気持ちに寄り添いながら喪のプロセスを進めるといい。

②「つながり」の準備をする

しかし、こうした人たちが、喪の作業を一人でおこなうことは、かなりしんどいはずである。心理療法などにより、信頼できる誰かに気持ちに寄り添ってもらいながら、共同で喪の作業をおこなっていくことをおすすめしたい。

亡くなった人を外側だけの存在ではなく、心のあたたかな支えとなる部分に取り込むためにも、また、亡き人のいない新たな社会で自分を生きるためにも、「つながる準備」が必要だ。「つながる準備」を一言でいえば、信頼する心を取り戻すことである。これまで、あまりに自分の心の中の支えが脆弱だった場合、新たな「つながり」をつくる力も弱くなりがちであり、実際に作業を始めるまでには時間をかける必要があるだろう。

繰り返す「再会」と「別れ」

死別後シンドロームとは、喪のプロセスが進んでいかないことで苦しむ「病い」である。誰もが多かれ少なかれ、喪のプロセスを経て大切な人の死を乗り越えていくのだが、なかには、膨大な時間がかかり、なおかつ迷い込み、深みにはまってしまい、そこから抜け出せなくなってしまう人もいるのである。そんなときは、丁寧に喪のプロセスをたどっていかなければならない。

喪とは、亡くなった人に別れを告げ、そして死者となった彼らを新しく自分の心に受け止めていく作業である。そのためには、自分の悲しみに素直になり、どんな思いも受け入れ、感じ切ることとである。一人では難しいときは、遠慮せずに誰か信頼できる人や同じような経験をしてきた人のグループに参加することもいいだろう。亡くなった人との新たな「つながり」をはぐくむためには、しばしば悲しみに浸る期間が必要だ。そして、いつしか悲しみは、ともに生きるという希望の方に傾いていくのである。

しかし、喪とは終わりがないものでもある。あれだけ苦しみ、もう悲しみには強くなったと思っていたのに、なにかの拍子に再びぶり返し、悲しみがあふれ出してくることはないだろうか。どこからか聞こえてきた別れの曲だったり、ふいに訪れてしまった思い出の場所だったりに触発されて、思わず涙がこみ上げてくるかもしれない。

それは正常なことである。何度もこうした「再会」と「別れ」を繰り返していくうちに、感情の波はいつの間にか落ち着いていく。つまり、亡くなった人は、心の中で、何度も生き返っては再び死者となっていく。そのたびに、こちらも合わせて、いまだに心に巣くっていた悲しみや怒りを見つめていくのである。

3　周りにいる私たちにできること

死別後シンドロームで身近な人が苦しんでいたら、どうしてあげたらいいかわからないこともあるだろう。不用意な一言で相手を傷つけたくない思いから、距離を取ってしまうかもしれない。彼らがいつまでも人を避け、黙りこくっていたり、あるいは悲しみに浸ったりしている様子を見続ける間に、どうしてそんなに長い間心を閉ざし続けているのだろうと、人によってはもどかしく思うかもしれない。

ここでは、大切な人が死別後シンドロームで悩んでいる場合、周りにいる私たちはなにができるか、少し考えてみたい。

亡くなったときにできること

(1)亡くなったあと、そばにいる

自分は大丈夫と思っていても、これまで一緒に暮らしていた人が亡くなり、一人きりになる

と、言いようのない寂しさが押し寄せてくる。死別後シンドロームではなかったが、伴侶を自殺で亡くしたある年配の女性は、「葬儀が終わってひっそりした部屋に一人いるとき、自分も一緒に死のうと何度も考えてしまった」と語った。そのとき頼りになったのは、親戚の誰かが交代で家に泊まってくれたことだったという。誰かが傍らにいてくれること、あるいは気にかけてくれる人がいることが、大きな支えになったのである。

葬儀の間は身近な誰かが常にそばにいるが、危険なのはそのあとである。葬儀だけでなく、四十九日や一周忌などの節目のあとも、しばらくは誰かが傍らにいる、あるいは傍らにいることは無理でも、常にその人のことを気にかけていることを伝えていると、心の支えを失って寂しさが募る心には、大きな支えとなるだろう。

病気のために伴侶を亡くし、やはり一人暮らしになった陽子さんは、第2章1節で紹介したように、四十九日を過ぎたあと、自殺未遂を起こして病院に搬送されてきた。大切な人が亡くなったあとは、どうしても悲観的になりやすい。一人であればなおさら、その思いはぐるぐると駆け巡り、軌道修正ができなくなってくる。そのときに、誰かのあたたかな風が外から吹いてくれれば、悲観的な思いに歯止めもかかってくるだろう。

(2) 煩雑な手続きの手伝い

よく聞くのは、「葬儀などの準備で忙しく、悲しむ暇もなかった」ということだ。そして悲しみが後回しになってしまい、ときに死別後シンドロームの窪みに落ち込んでしまう。さらに役所や銀行の手続きなど、初めてのことが一気に押し寄せてきて、虚しい思いにもかられるかもしれない。

一人親家庭で育ち、かつその親も自殺で亡くなり、突然天涯孤独になってしまったある若い男性は、当初誰とも口を利かず、目も合わせず、常にうつむきながら診察室にやってきた。眠れない、頭が痛いといった症状に対処する以外私のできることはなかったが、彼の心を少しずつ和らげていったのは、病院スタッフや地域の支援者が交代で自宅まで出向き、細かな手続きを手伝い続けたことである。悲しみも、怒りも、どのような感情もあまり表には出さなかったが、何年もかけて続いた日常の手続きの手伝いを通して、彼は再び「つながり」を信頼できるようになり、明るさを取り戻していった。やがて新たな職に就くまでになり、日常生活も安定していったのだった。

喪のプロセスは、新たな世界のつくり直しであり、大切な人を亡くした場合、本人の心の動きはダイナミックである。そのさなか、自分の気持ちを周りには黙っておきたい、自分の中にしまい込んでおきたいと、家族にさえその心の動きを語らないことがある。しかし、なにも語らなくても、本人の心は動き続けており、心細さは変わらないだろう。そんなとき、事務手続きを淡々とサポートすることを通して、本人を支えることができる。

悲しみが長引いている人にできること

(1) 風通しを良くする

かけがえのない「つながり」を失えば、絶望的になる。そこでもう一度、「つながり」を信じようと思えてくるのは、誰かの「あたたかさ」に触れたときだ。そしてその「あたたかさ」は、自分が受け入れられている場の中で感じられる。

子どもを亡くしたあと、お互い余計な言葉で傷つきたくないからと、夫婦間で腹を割った話ができなくなってしまい、次第に溝が生まれていき、そのまま離婚になっていくケースがある。かけがえのない存在を喪ったら、心はとても傷ついている。おそらく家族はみな深く傷ついている。そこで誰かが、もう悲しみなんて陰気くさいからと、その話題を避け、嫌な顔をしていたらどうだろう。一方で、わが子の死を振り返り、その思い出にまだ浸っていたい家族にとっては、そうした言葉や雰囲気が批判のように感じられ、余計に傷ついてしまうことがある。この話題は避けなければならないと、どんどん自分を追い込んでいき、悲しみは深くなっていく。死別後シンドロームになっていく人に多いのは、誰も味方がいなかったという環境だ。つまり、家庭の中でもどこでも風通しが悪く、常に話題に気を使い、緊張しなければならない空気が支配していた。触れてはいけないというタブーが大きければ大きいほど、逆に押し込められた気持ちは強くなり、回復が難しくなってしまう。

周りにできることは、風通しのよい雰囲気をつくること、ここではなにを話してもいいのだという自由な場をつくってあげることだろう。

(2) ジャッジはしない

喪の期間というのは、心に傷ができ、それを癒している敏感な時期でもある。擦り傷を負った手や足が小さな刺激でもひりひり痛むように、たとえそれが自分でも気づかぬほどのささいなことでも、敏感な時期、人は傷つきやすい。

どのようなことに傷つくか。それは、自分を否定されたときである。子どもを亡くした親の場合、そこに自分の非があったのではないかと悩みやすい。ただでさえ自分を否定しているときに、周りの批判はかなりこたえる。「親の育て方が悪かった」「厳しいことを言い過ぎた」など責められることを苦にしている人も多い。

また、感情的になることに慣れておらず、悲しみなどの気持ちを表現することに恥じらいを感じる人もいる。そのような人に対して、「いつまでもめそめそしないで」「誰だって悲しいんだから、自分だけだと思わないで」というような一言が、必要以上に打撃になってしまうことがある。このように、相手の感情の良し悪しを判断し、これは言い過ぎだとか、そんな感情を持つのは悪いなどと責めてしまうと、本人は、おびえてますます殻に閉じこもるか、逆にどんどん激しく周囲を巻き込みながら負の感情を発散させてしまうことがある。

とくに思春期の子どもは難しい。大切な人であろうと、どんなに好きだった人であろうと、「嫌い」「気持ち悪い」と反対のことを言い出すことがある。正直な思いを口にすることが気恥ずかしいこともあるだろうし、自分で自分の思いがわからないこともある。そのようなとき、表面的な言葉だけをとらえて叱っては、子どもの心に大きな傷をつくってしまう。どうしてそのような言葉が出てきたのか、心の底にある思いを一緒に探っていくといいだろう。

⑶ 言葉に「あたたかさ」を

小さな批判が大きな傷になりかねないということは、逆にいえば、小さな優しさも敏感に感じ取られ、救いになっていく可能性があるともいえる。「いつまでもめそめそしないで」と同じような言葉でも、「もう悲しまなくても、いいと思うよ」と言われて、もう悲しみにのまれるのはやめようと感じて吹っ切れた、という人もいた。

いったいなにが違ったのだろう。一つには、喪のプロセスがたまたま死に別れを受け入れる時期に向かっていた、というタイミングの問題があるだろう。もう一つは、押し付け文句ではなく、一つの意見であったということである。しかし、最も大切なのは、同じ言葉でも、相手を真に思う「あたたかさ」がその言葉にあるかどうか、ということではないだろうか。

(4) 急かさない

喪のプロセスには個人差がある。誰を亡くしたのか、どのような状況で死に別れたのかだけでなく、その人の生い立ちや気質も大きく関わってくるからだ。どれくらい悲しみが長引けば死別後シンドロームといえるのかに関する国際的な目安の設定も、いまだに揺らいでいるくらいである。

だから、悲しみが長引いていても、それが「病い」の域なのか、なにかしなければならないのか、判断がつきづらいことがある。何年かかっても自力で立ち直る人もいれば、やがて「病い」になって、医療の介入が必要となる場合もある。ただ、言えるのは、たとえ悲しみが目安の期間を越えて続いていたとしても、本人を急かさないということである。そして、死別後シンドロームのチェックリストや、次章を参考に、精神科に連れて行くタイミングを見計らうことが大切である。

⑸ 社会との橋渡しとして関わる

死別後シンドロームのさなかでは、亡くなった人と一体になってしまっていることがある。一体とまではいかなくても、いつまでも亡き人に想いをはせ、悲しみに閉じこもっている姿に、もういいんじゃないかと思うこともあるかもしれない。ただ、悲しみには心の傷をなぐさめる作用があるので、怒りや抑うつ、不安などの感情が強い場合には、それらを和らげてくれていることも理解しておく必要がある。

亡くなった人との蜜月期間はある程度必要だが、心配なのは、それが行き過ぎていないかということだ。さらに、その間に社会との接点を失っていき、亡き人との心理的な距離が取れ始めたときに、気づいてみれば孤独であったということもある。そうすると、新たな世界に目を向けることが怖くなって、再び亡き人との蜜月に戻ってしまいかねない。

亡くなった人との一体化が行き過ぎていないか、という心配に関しては、第２章の死別後シンドロームチェックリストや次章を参考にし、よほどの場合は精神科や心療内科を訪ねてみるといいだろう。

また、気づいてみれば孤独であり、やはり亡くなった人との関係に没入していた方がいいと引き返してしまう例に対しては、誰かが社会との橋渡しとして自然に関わっていることが望ましいのではないかと感じる。一緒に住んでいなくても、電話や手紙などで、気遣っていることを知らせ、かつ、外の世界との接点として存在するのである。

亡くなった人との新たな「つながり」の芽生えと、外の世界との「つながり」を求めようとする動きは、ほぼ同時期にやってくる。そして、その時期は個人個人によって異なるので、普段から連絡をやり取りしている人がいると、いざ立ち直りの芽が出てきたとき、大きな支えとなっていくはずである。

(6) 幸せな思いも傾聴

のろけたいのだけど、周りに気兼ねして話せなかったという婦人は、パートナー亡きあと数年間、死別後シンドロームで苦しんでいた。

大切な人を亡くして悲しい、誰それが憎いという否定的な感情は、当人をどれだけ苦しめているかわかるので、周囲は助けたい一心で、話を聞こうという気持ちになりやすい。一方で、幸せだった思い出は「なんだ、それは幸せでよかったわね、もうそんなに深刻ではないのね」とサポートの姿勢が弱くなりがちだ。しかし、つらかった身の上話だけでなく、幸せな思いも安心して共有できるとき、受け入れられたと感じ、本当の意味で「つながり」が生まれる。とくにそれが子どもの場合、信頼感がはぐくまれ、立ち直りの一歩につながるだろう。

(7) 亡くなった人を尊重する

亡くなった人との蜜月期間はとくに、喪に服する人と亡くなった人はある意味一体になっている。亡き人は自分そのものでもあるのだ。だから、死別後シンドロームの人に対して、周りが元気を出させようと、冗談めかして故人の愚痴を言ったりすると、冗談が通じず、むしろ自分が馬鹿にされたように深く傷ついてしまうこともある。

そのほか、診察室で聞いてきた中で、死に別れ後にもめる親戚同士や家族同士のいさかいのうち、財産争いの次に多いのは、亡くなった人を尊重しない態度への怒りである。お墓一つ決めるにも、心がこもっていない、適当に決められてしまった、という思いをいつまでも引きずってしまう人もいるのだ。

亡くなった人との関係は、一対一の関係である。つまり、一人ひとりとの「つながり」であるから、亡くなった人をどう感じ、どのくらい自分にとって大切だったか、人によって温度差が出るのは当たり前である。大切な人が死別後シンドロームで悩んでいたら、亡くなった人への敬意を示してあげると、心に「あたたかさ」が戻ってくるかもしれない。

また、子どもを亡くした人にとって、「ほかにも子どもがいるんだから」「また産めばいいよ」というように亡くなった子を軽視する言葉は酷である。言うまでもないが、どの子どもも、その人には代わりのきかない存在であり、一人ひとり特別だからだ。

第5章

死別後シンドロームから抜け出すために

1　どのようなときに精神科に行くべきか

この本では、これまで、死別後シンドロームになっていくメカニズムや、どのようなときになりやすいのかについて説明し、第4章では、自分でできる回復方法を探ってきた。最後にこの章では、一人あるいは周りの人たちだけでは解決できなくなった場合の治療法について紹介したい。最初に死別後シンドロームの人が、どのようなときに精神科を受診したらいいか、その目安について述べ、続く第2節で、死別後シンドロームの人たちや、悲しみに暮れている人たちのために考案されてきた治療法を紹介する。

まず、他の精神の病気が混じっているときである。死別後シンドロームでは、うつ病、不安症、心的外傷後ストレス症（PTSD）、アルコールなどの依存症といった、精神の病気が混じりやすいことが特徴であり、症状が重症であればあるほど、ほかの病気と区別がつかなくなってくる。これら合併した病気のために、喪のプロセスが止まってしまうこともよくあるので、まずは、喪のプロセスを邪魔している病気を治療することが先決となる。その上で、喪のプロセスを丁寧にたどる作業が必要だ。

目安となる症状

(1) 眠れない／食欲がない／仕事や家事に集中できない

死別後シンドロームと一緒になって私たちを悩ませる精神科の病気で一番多いのは、うつ病である。夜眠れない、食欲がない、これまでできていた仕事や家事に集中できない、などの症状が二週間以上続いていたら、うつ病が混じっている可能性、あるいは、うつ病になっていった可能性がある。

死別後シンドロームとうつ病の決定的な違いは、亡くなった人に想いをはせる余裕があるか、ないか、である。亡き人を思う気持ち以上に、自分の体調が苦しければ、迷わずに病院を受診した方がいいだろう。ただ、死別後シンドロームとうつ病との違いは、専門家でも頭を悩ませるところである。これはうつ病なのか、自分でもわからなくなった場合、早めに相談に訪れた方がいいだろう。

(2) 自分を責める気持ちが止まらない／自分の身体を傷つけてしまう

大切な人を亡くしたあと、何年も自分を責め続ける人がいる。とくに後悔の残る死に別れや自殺など偏見の強い死に別れの場合、どうしても自責の念が強くなっていく上に、孤立しやすいので、人知れず悩み続けている人は多いのではないだろうか。

自分を責める思いが止まらず、それが長く続く場合、一人で回復することはどんどん難しくなっていく。死別後シンドロームから抜け出せないだけでなく、うつ病にもなっていくことがある。人によっては、自暴自棄になり、もはや自分も家族も大切にできなくなってしまう。そのとき、定期的に精神科を受診することは、強い自責から死を意識する過程を食い止める。

大切な人を亡くしてから、自分の身体をカッターなどで傷つけてしまったり、食べ吐きが止まらなくなってしまったりする人も、その状態に慣れてしまわないうちに受診をおすすめする。

(3) 不安が強く外出ができない

あまりに不安が強く、一人でいることができない、外出が怖いなどの症状が出てくる場合がある。喪の作業中に、多かれ少なかれこうした状態になることはある。とくに死に別れて間もないときは、ささいなことも大きな不安に感じられることがあるかもしれない。どんなに時間が経っても、なにかの拍子に亡き人を思い起こし、再び悲しみに襲われることが怖くて、つい行動する範囲が狭くなってしまったという人もいる。

ただ、亡き人のことはもうあまり関係がない気がするのに不安だけが続く場合や、外出が怖くなり、日常の買い物にも困るようになった場合は、受診を考えるといいだろう。不安は、身体の症状になって現れることもある。呼吸の苦しさ、胸がどきどきするなど不調がある場合も受診を考えてほしい。

(4) 亡くなった場面が勝手に思い出されてつらい

これは、悲惨な死を目撃してしまったとき、たびたび起こることである。第3章1節で紹介した真由美さんのように、突然、大切な人の悲惨な死にざまを目撃してしまうことがある。また、検死のため必要に迫られ、死の現場を確認しなければならないこともある。その相手が大切な人であるほど、変わり果てた姿は、いつまでも衝撃となって頭の中に残っていく。まるで、再びその場に居合わせたような思いになったり、ただ苦し気な表情が浮かんできたりする。映像記憶の残りやすさは、その人の持つ生物学的要素、つまり生まれつきの個性も大きく関係している。そのため、ほかにも目撃した人がいたにもかかわらず、自分だけがその悲惨な記憶に苦しんでいることに、疎外感を感じることもあるかもしれない。

こうした記憶が問題になるのは、自分が思い出そうとするのとは無関係に浮かんでくるからである。そして、亡き人を思い出し、対話したくても、あまりに悲惨な映像がセットでやってきて気を動転させるので、喪の作業を進ませることもできなくなってしまう。このようなときは、受診をおすすめする。まずは、その恐怖をもたらす記憶から自由になることを優先した方がいい。

(5) 原因のわからない身体の不調が治まらない

大切な人との死に別れ後から一段落したあとに、体調を崩すことは比較的多い。葬送儀礼の終了、新たな生活の始まりと、悲しみだけでなく、たくさんの張りつめていた気持ちが一気にほぐれるからかもしれない。自分の体調にようやく目を向けられるようになったこともあるだろう。だから、通常はさほど心配ないが、長引く体調不良が気になれば、念のため内科などの医療機関を受診することをまずおすすめする。

それでも原因のわからない体調変化に悩まされることがある。第2章でも紹介したが、亡き人が痛がっていた場所と同じような場所が痛む場合や、そうでなくとも、身体のどこかが痛む、しびれる、味がわからなくなるという症状が出てくることがある。呼吸が苦しくなる、動悸が止まらないなど、不安が根にあるような症状がみられることもある。

こうした場合、大切な人の死に際して、癒えていない悲しみや怒りを心に持ちながら、それとの関連に気づいていないことも多い。そして、治らない身体の不調に対処するのに躍起になり、次々に医療機関を受診して回ることもある。なかには、精神科や心療内科を受診することに躊躇する人もいるだろうが、専門家に話を聞いてもらい、癒えなかった思いとの関連を認識してもらうことで、心理面での負担が緩和し、快方に向かうことがある。

(6) 亡き人の姿や声が頻繁に見えたり聞こえたりして、現実と区別がつかない

人が亡くなったあと、夢枕に故人が出てきたという体験をよく聞く。夜、手術が終わるころ、実はすでに亡くなっていたのに、おじいちゃんが立っていた、などと、亡き人に出会う体験をしたことのある人は意外に多いのではないだろうか。仏壇から亡き人の声が聞こえてきて、毎日対話しています、という高齢の女性もいた。とくに、亡き人がこの世からあの世への旅路をたどる四十九日を過ぎるまで、こうした体験はむしろ、心のあたたまる宝物かもしれない。

一方で、一年過ぎても二年過ぎても、亡き人の姿が見えたり声が聞こえたりしている人がいる。たいていそれは、癒えていない悲しみや怒りが投影されて出てきたもののことが多く、亡き人を敬うような「畏れ」ではなく、「怖れ」が強い。

極端になると、「死んだお母さんから、私は『生きていても仕方ないから死ね』『看病を十分にしてくれなかったのが悪い』とか言われている」と、幻の声にまどわされ、実際に自殺未遂を起こして、病院に搬送された人もいた。幻の声の内容を聞くと、ああ、この人には悲しみや後悔が残っていて、喪の作業が必要なのだろうと共感できる。しかし、この声は、現実と区別

がついておらず、自分の意識の外からやってきている。そのため、声に従って、死のうとすらしてしまったのだ。この状態で喪の作業を進めることは無理である。また、プロローグで紹介した由利さんのように、幻覚が亡き人の姿や声の形をとらず、不気味なものになって本人を苦しめ続けている場合もある。

このように、自分のコントロールを超えてやってくる亡き人の姿や声が怖れをもよおさせ、生活を脅かしてくる場合は、早急に受診してほしい。

これまで挙げた項目には当てはまらなくても、第2章で示した死別後シンドロームチェックリストに当てはまり、かつ、自分でもこの悲しみに誰かの助けを借りたいと感じている場合、自助グループに参加する、個別の心理療法（カウンセリングを含む）を受けるなどを考えることができる。あるいは、まだ数は限られているが、第2節で紹介するような悲嘆に焦点を当てた精神療法を提供している医療機関もあるので、相談してみてほしい。

心理療法をおすすめするとき

多くの精神科病院では、薬を使った治療が中心になる。そのため、死別後シンドロームでは、重症な場合を除いて、精神科での治療というよりは、あるいはその治療と並行して、心理療法を受ける方がいいと感じる場合がほとんどだ。

では、どのようなときに、心理療法を積極的に受けた方がいいのか、次に目安を述べておく。ただ、体験の衝撃は一人ひとり異なるし、大切な人を亡くした悲しみがどの程度深いのかは言葉にしづらく、当人にしかわからない。ここではあくまで一般的な目安を挙げる。そして、重要なこととして、心理療法を受けるための絶対条件は、この苦しさをどうにかしたい、暗闇と向き合っていきたい、という自分の意思があることである。

⑴過去のつらい体験を抱えている

過去のつらかった体験が、死に別れの悲しみや怒りを倍増させてしまっていることがあると前章で述べた。幼少期の親との確執や寂しい思い、虐待の記憶が新たに蘇ることもあるかもしれない。もともと心の中に、生きる基盤となるような、自分が無条件で受け入れられている体験が極めて少ないとき、自力で立ち直っていく過程が困難になることがある。そうしたつらい過去を呼び起こす人の死は、亡くなった人への悲しみのほか、生きていく力も根こそぎ奪い取っていきかねない。

喪の作業では、亡き人と別れる覚悟をするとともに、新たに「つながり」をつくり出す。過去の記憶から来る怖れや不安が強いとき、その作業を心理療法家などの専門家に支えてもらうこともできるだろう。

(2) 感情の暴走を受け止めきれない

誰を喪ったか、どのような状況で喪ったかによって、予想できないほど感情の嵐が吹き荒れることがある。感情の深さは、そこに大きな絆があったことの表れだが、その絆は目に見えないので、なかなかわかってもらえないこともある。

喪のプロセスを進めていく上で大切になってくるのが、この感情を受け止めることである。悲しみ、愛しさ、探し求める思い、一方で怒り、後悔、不安、絶望感……さまざまな感情が繰り返し心の中を去来するだろう。冷静に対処しようとするならば、それらに発言権を与え、どの感情も自分の中で認めてあげることだ。そして、信頼できる誰かと思いを共有すること。誰かに自分の思いを聞いてもらえるだけでも、感情は少しずつ成仏していく。

しかし、そのような誰かが身近にいないとき、また、押し寄せる感情の波にのまれ、何度も我を忘れてしまいそうになってしまうなど、一人で感情を持ちこたえることがつらいとき、やはり、定期的に感情の存在を一緒に認め、受け入れ、整理づけしながら、喪のプロセスを支えてくれるカウンセラーが必要になってくる。

(3) 社会経験が少ない

また、思春期のさなかに父親を喪った由利さんのように、親を亡くした子どもや、自分を確立する前後の思春期の時期など、いわゆる社会経験が少ないうちに大切な人を亡くした場合も、喪の作業は困難になっていくことがある。あるいは、ずっと外側の環境に守られて生きてきたり、誰か強い人に従わざるを得ない状況で生きてきたりしたために、一人で決めることができなかった人にも当てはまる。

このような場合、彼ら自身どうしたら心が楽になるのか方法を思いつかないことも多いだろう。周りから心理療法という選択肢を提案することも必要になってくる。

2　死別後シンドロームで試みられている心理療法

最後に、悲しみから抜け出せない人、亡き人と新たな絆を結びたい人に向けて考えられてきた心理療法の概略を紹介する。多くが研究段階で、日本ではまだ治療法として確立されているわけではないが、世界各地で個別に試みられ、その有効性が報告されているものである。これらに共通するのは、亡き人を安心して繰り返し思い出すことで、新たな絆をつくり、そして死を受容していくプロセスをサポートするという点である。そのプロセスの中では、どうしてもさまざまな感情が湧き出てくる。それらを受け止め、表現していくことがプロセスを進ませる課題にもなっている。

心理療法の一つとして開発された「悲しみに焦点を当てた認知行動療法」は、現在のところ死別後シンドロームに有効であると、精神医学の分野で認められ始めた治療法である。認知行動療法とは、悲観的な方向に偏りがちなものごとの受け取り方や考え方を見直しながら、それらの考えによって強められた不安やうつ症状を軽減し、その結果、これまで日常生活に支障をきたしていた行動パターンを変えていく治療法である。これまでも、うつ病、不安症、摂食症など多くの精神の病気に対してこの心理療法は用いられている。

そのほかの治療法としては、「芸術療法」がある。症状が改善したという医学的検証はなされていないが、大切な人を亡くしたあとの悲しみを癒す効果があったとする研究結果が多数報告されている。絵を描いたり、好きなように文章を書いたり、歌を歌ったり、聴いたり、アートを通じて自分の思いを表現し、そして亡き人との絆をつくっていくものだ。芸術療法は、これまでも子どもや、とくに戦争など悲惨なトラウマを経験した人に用いられてきた。アートは、感情が複雑に入り混じり、言葉にすることが難しいときでも、頭を使った思考からではなく、身体全体で無意識に受け取る感覚が中心となって癒しをもたらす。「あたたかさ」という、言葉では到達できないものの立て直しがなにより大切になってくる死別後シンドロームでも、有効な手段になるだろう。

言葉を用いた治療法、アートで体感していく治療法、そのどちらかに限定するのではなく、その両者を組み合わせる療法もよくおこなわれている。

悲しみに焦点を当てた認知行動療法

まず、認知行動療法を基盤にして開発された心理療法を紹介する。喪の作業が止まってしまい、いつまでも悲しみが癒えないでいる人に向けて、認知行動療法の技術をもとに、心的外傷後ストレス症（ＰＴＳＤ）に対する治療法の一部を参考にしながら開発されたものだ。この治療法は誰もが実施可能というわけではない。事前に精神科医もしくはこの治療法について訓練を受けた心理療法家（公認心理師、心理療法士、臨床心理士、心理カウンセラーなどの資格・呼称がある）の判断が必要となる。

(1) 亡き人との対話を中心とした認知行動療法

死別後シンドロームでは、大切な人の死をきっかけに、悲しみや怒りなどの感情に繰り返し揺さぶられ、前に進めなくなっている。それらを考え方のゆがみととらえ、見直していきながら、実際日常生活に支障をきたしているそれぞれの問題を解決していこうとするのがこの治療法の目的である。たとえば、亡くなった人を思い出すものを過剰に避けてしまったり、逆に亡くなった人を探すことに必死になっていたり、引きこもって外出できなくなったり、親しい人との交流すら持てなくなったりという行動を変えていこうとする。

治療では、亡くなった人や、必要に応じて亡くなった瞬間を思い出しながら、亡き人と対話をしていく。犯罪に巻き込まれたり、突然の事故に遭ったりして、大切な人が悲惨な亡くなり方をしていた場合、思い出す作業は大きな衝撃になるため、その作業をする心理面接では、心的外傷後ストレス症（PTSD）の治療に準じた枠組みが用意されている。

この心理療法には、重要な作業が三つある。

一つには、悲嘆反応とはなにか、そして、悲嘆反応が病いの域になるとはどういうことか（つまり、死別後シンドロームとはなにか）を知る作業である。

二つ目には、なにごとも否定的に考えてしまうこと、自分を責め過ぎてしまうこと、なにごとに対しても希望が持てなくなること（これらは死別後シンドロームにつきものである）などの思考の癖を見つけて、そこから自分を解放していく作業である。

三つ目には、つらかった死に別れの場面や亡き人のことを思い出す作業を繰り返していき、大切だった亡き人の思い出を良いものにしていく作業である。

この心理療法は、毎週一回、全部で一六回の面接からなる。一回あたり九〇分の心理面接を通し、大切な人がどのような亡くなり方をし、そのとき自分はどのように感じたのかを振り返ることで、少しずつ状況を受容していく。また、亡くなった人とどのような関係を築いてきたかを振り返りつつ、亡き人と想像上の対話を続け、新たな絆を深めていく。これまで喪の作業を滞らせていたであろう、もやもやとした感情や思考、そして行動の癖を見つけながら、故人を悼み悲しむという自然な流れを取り戻していく治療法だ。

さらに、最愛の人不在の生活の中で、亡き人に関係なく自分自身が楽しむための目標を考えることも特徴である。その目標は、面接終了まで継続して掲げ、故人と適切な距離をつくり、新たな「世界」への適応を目指していく。

ある米国人で八十代の老婦人は、伴侶を不慮の事故で亡くしてから悲しみに暮れていた。高齢のため足腰は弱っていたが、数十年にわたり教員をしていた彼女は頭はしっかりしており、尽きることのない悲しみを消せないまま自宅に引きこもりがちとなっていた。

もやもやとした寂しさや不安は、ことあるごとにささいなことをきっかけに噴き出してきて、一緒に暮らす子どもたちに当たり散らしていたという。事故を起こした相手側への憎しみ、熱心なキリスト教徒であった伴侶が、なぜ不幸な亡くなり方をしなければならなかったのかという神への怒り、伴侶が生きていたころと比較して今はなんて絶望的な状況なのだという話を繰り返し聞かされていた家族たちは、次第に彼女の話を遮るようになり、彼女はどんどん孤立していった。話すことが大好きだったにもかかわらず、自分が話すことが良く思われないことに次第に気づいていき、どうにもならない悲しみを胸に、ますます不機嫌になり、部屋に引きこもるようになってしまったという。

しかし、知り合いの紹介でこの治療法を受けてから、胸に渦巻いていた悲しみ、怒りなどの感情が吐き出され、その気持ちをカウンセラーと共有しながら見つめ直していくことで心の整理がついていった。もちろん悲しみが失われるわけではなかったが、悲しむことだけではなく、再び自分の幸せを見つける意欲が湧いてきたようだ。事故死のためお別れを言えなかったことで、別れる覚悟ができなかったが、亡き人を想像しながら最期の挨拶を伝えるという治療上の作業も、もやもやとする感情にのまれなくなったきっかけであった。

このように、高齢であろうと幼少であろうと年齢に関係なく、自分ではわかりにくかった感情を吐き出し整理づけすることや、お別れの言葉を口にすることで、自分を納得させることができる。とくに、話すこと、伝えることが苦ではない人には、こうした心理療法が向いているかもしれない。

最近では、心理面接に通うことが困難な人に向けて、専門の教育を受けた心理療法家との電子メールのやり取りを通じて進めていく治療法が開発されており、国内でも実験段階にある。さらに、同様の治療では、次に紹介する亡き人へ手紙を書く作業を取り入れた心理療法も試みられている。

ただ、注意が必要なのは、思いを表現する方法として言葉が中心になってくるものは、衝撃が比較的強いということである。つまり、このような心理療法では、どうしても亡くなったときのショック、最愛の人を喪う悲しみ、怒りの感情などを再体験することになる。その体験が、あとで述べるアートを用いた療法に比べ強くなりがちだ。そのため、冒頭でも述べたが、この心理療法が適しているかどうかについては、専門家の判断が必要になってくる。

(2) 亡き人への手紙を組み合わせた認知行動療法

これまで述べたように、死別後シンドロームの治療では、湧き続ける否定的な思いや考えの癖に気づき、それを認めて変えていくこと、そして亡き人のことを振り返りながら、つらくなってしまうために思い出すことをひたすら避けるしかなかった問題を解決していくことが中心となる。

ここで紹介する認知行動療法では、死に際の出来事や亡き人との関係を振り返る作業として、亡き人に宛てて自分の思いや、彼らとの良い思い出を手紙にする作業が(1)の療法に加わる。この手紙を書くという作業は、(1)の中にある亡くなった人と対話していく作業に等しい。話すことで気持ちの整理がつきやすい人もいれば、書くことで気持ちがすっきりする人もいる。亡くなった人との対話の作業をどちらでおこなうか、あるいは両方をおこなうか、それぞれの好みで選んでもいいだろう。

手紙は「もの」として形があるので、気持ちを表現し、相手に伝える仲介の場となってくれる。前に述べた東日本大震災の遺族を支えた「風の電話」に似たところがあるかもしれない。伝えたい、表現したい、その気持ちを受け止める場となるのだ。

昔は遠くにいる人との唯一のコミュニケーション手段は手紙だった。手紙は、相手に用事を伝えるという機能だけでなく、手紙を書くこと自体がなかなか会えないために湧き起こる不安や悲しみなどを癒す手立てにもなっていた。ときにそれが、和歌詠みとして、芸術の域に達することもあっただろう。

診察のときに、手紙を書いて持ってくる人がいる。医師に伝えたくても面と向かって言えないから、ということが理由の一つにある。長い治療が終了となり、最後の別れの時に送別の手紙をもらうこともある。つまり、話し言葉では伝えきれないことや言いにくいことを伝えたり、気持ちがあふれたりするときに、手紙という手段は合っているのだ。

(3) グループ療法

一対一でおこなう心理療法と異なり、グループ療法では、同じような体験をした者同士、信頼し合い、安心してお互いの意見を聞きながら学ぶことができる。

大切な人を亡くすという体験は、どうしても心理的に孤立しやすい。そのとき、グループ療法の利点として、傷を負っているのは一人ではないことがわかり、なおかつ新たに出会う人との関係性を築く機会にもなる。ここで互いの経験を共有することで、他の人がどう悲しみから立ち直ろうとしているのか、あるいはどう心を落ち着けているのか、などを学ぶこともできる。心理療法のほか、次に紹介する芸術療法も、グループでおこなわれることは多い。

死別後シンドロームにおけるグループ療法の研究の中では、最初に紹介した、悲しみに焦点を当てた認知行動療法を一六回、一回につき一二〇分にわたり、二十人弱のグループでおこなった調査がある。個人療法のときと同様の効果があっただけでなく、グループ療法の良さとして、孤立感の苦しみが和らぐこと、とくに葬儀で悼みきれなかった人たちの手助けになることが指摘されている。おそらく、共通した悲しみを持つ人たちの中で、自分の悲しみを打ち明け、批判されずにただ受け入れられるという作業が、葬儀の持つ役割の代わりになるのだろう。

ファシリテーター（進行役）の力量にもよるが、このような似た境遇に置かれた人たちの集まるグループでは、相互に助け合おうとする思いが自然と出てきやすい。自分一人がつらい思いをしていると思っていたのに、状況は違っても同じように苦しんでいる人、あるいはかつて苦しんでいた人が身近にいるという体験だけでも大きななぐさめになる。グループ療法がおこなわれるたびに同じメンバーと顔を合わせるだけでも、安心できるかもしれない。

グループ療法で絶対的に必要なのは、お互いの体験を尊重し、認め合い、なおかつ口外しないということだ。こうしたしっかりとした枠組みの中でおこなわれるからこそ、信頼感を深めて思いが共有でき、相互に助け合いたい思いも強くなる。

芸術療法

芸術療法は、絵を描いたり、詩歌を詠んだり、ものを作ったり、ダンスや歌、楽器の演奏、そして劇を演じたりすることを楽しみながら、胸のうちに引っかかっている思いを表現することを通じた療法である。認知行動療法などの心理療法では、喪の作業を進めることそのものをサポートしているのに対し、芸術療法では、心の癒しが優先テーマになっている。死に別れの悲しみに対応して実施された療法には、スクラップブックや人形など亡き人との思い出の「記念碑」を作る例などがある。

これらの療法は、死別後シンドロームに限定されているわけではないが、悲しみからなかなか抜け出せない人に対して試みられ、効果があるとして紹介されている方法である。

⑴絵画療法・コラージュ療法

絵画療法やコラージュ療法では、絵を描いたり、材料を貼り合わせたりしながら、気持ちを表現したり、物語を作ったりする。コラージュとは、雑誌の切り抜きをはじめ、ビーズやリボン、色紙を使って、画用紙に好きなように貼り付けていく療法だ。

海外で実施されていたある絵画療法では、用意されたクレヨンやチョーク、色鉛筆などを用いて自由に絵を描いたり、雑誌の切り抜きを使ってコラージュを作ったりすることが試みられている。一回六〇分、毎週一回、計八週間、初回と中途に心理面接を加えたプログラムが組まれていた。

絵画やコラージュに限らず、なにかを完成させようと意気込むことなく、自ら好きなようにものを作っていくプロセスは、悲しみを癒す作業にふさわしい。目的を持たず、思いのまま感じるままに表現することは、心に巣くっている気持ちを、絵や色紙といったオブラートに包みながら表に出してあげ、ただ受け入れるという作業であり、言葉で直接気持ちを表現するよりも穏やかである。さらに、バラバラな材料を組み合わせた作品として目に見える形に残すことで、粉々になりそうな、あるいはなってしまった心の土台を立て直し、自尊心を取り戻すプロセスをサポートするともいわれている。

ある六十代の男性は、子どもと妻に先立たれ、うつ病となり精神科に外来通院をしていた。うつ病から少しずつ回復してくると、外来患者を対象としたレクリエーションに参加するようになった。そこは、とくにグリーフケア（悲しみに特化したケア）を目的としているわけではなく、精神科に通院する人なら主治医の許可があれば誰でも参加できるものだった。

その日は、ちょうどコラージュ療法をおこなう回だった。彼が作ったのは、海の見える丘に並ぶ家族の墓石であった。墓石の周りには青い竹が生い茂り、墓石を守っているかのようだった。誰の墓石なのか具体的には言わなかったが、「ああいい人生だったな、と亡くなっていった人たちのお墓です」と、穏やかにほほ笑んだ。

亡くなった人が大切であればあるほど、遺された者は彼らと気持ちを一つにする。彼らが幸せであってほしいと願うことは、自分の幸せを願うことでもある。こうした方法を通じて、故人が安らかでいる気持ちと、自分がそれを信じ、願う気持ちを重ね合わせることができるのではないか。

(2) 音楽療法

ジャンルにもよるが、音楽には、不安を和らげリラックスさせる力、身体の痛みを忘れさせる力、気持ちを切り替えさせる力がある。音楽療法とは、こうした音楽の持つ力を通じて、悲しみやつらかった思いをなぐさめ、さらには亡き人との対話や胸にある思い、考え、そして湧き起こる感情を表現させる芸術療法である。

演奏経験の有無に関係なく、用意されたさまざまな楽器を参加者が即興で奏でていく、という療法に取り組んだ海外の研究グループの報告がある。参加者は楽器を奏でるだけでなく、さらに亡き人へ思いをはせながら、彼らと対話するつもりで即興の歌を歌っていく。治療者は同じように楽器を鳴らし、同じように歌を歌い返すことで、その思いを受け止める。これらの作業を通して、胸にある気持ちが表現され、亡き人とのつながりが築かれ、大切な人亡きあとの現実を受け入れる勇気が生まれていき、なおかつ依存症の症状も減ったのだという。

日本には、別離の悲しみを歌った曲が多い。こうした歌を聴いたり歌ったりしながら、過去の思いが浮かび上がって思わず涙してしまうことはないだろうか。歌には、心の底に隠れていた、気づかなかった思いを誘い出し、癒してくれる作用がある。また、音楽は思いを一つにする。参加者、死者、そして治療者がともに一つになることで、なぐさめられるだけでなく、胸に秘めた、あやふやだった亡き人との絆が、より力強く築かれていくのかもしれない。

ことさら音楽療法と名づけて身構えなくても、ただ曲を聴く、歌を歌うだけでも喪の期間を支える一助になるだろう。

(3) スクラップブック作り

スクラップブックとは、台紙に、リボンやシール、切手や折り紙などさまざまな材料を貼り付けて、祝い事、記念日などに合わせ、個人的な思いを表現するアルバムあるいはノートだ。米国では二〇〇一年九月一一日の同時多発テロ以降、このスクラップブックを作るための材料の売り上げがかなり伸びたという。スクラップブックは、最愛の人を喪ったあとの不確かさや不安、寄る辺なさを助けてくれる道具になったのだろうと分析されている。

亡き人を記念するこのスクラップブック療法の要は、作り手の思いをしっかりと加えることである。たとえば、一緒に撮影した写真を貼り付け、「いつまでも忘れない」「あの時はありがとう」など、作り手から亡き人に寄せる思いを書き添える。

赤ちゃんを亡くしたある夫婦は、赤ちゃんの足形や手形を貼り付けていた。このように、スクラップブックは、亡き人との絆を形として残し、いつでもそばにいるように感じさせてくれるものでもある。作っていく過程では、亡き人との写真や記念の素材を探す作業を通して、これまで一緒に過ごしてきた時間、亡き人の生きた道を振り返る機会にもなる。

こうして二人の、あるいは家族の「記念碑」を作り上げていくプロセスを通して、癒えなかった気持ちが表現され、気持ちや考えが整理され、喪のプロセスが進んでいく。思い出を形にして残すだけでなく、ものを作るという作業は、気持ちの上で、葬儀だけでは十分に満たされなかったつながりたい思いを満たしてくれるのだ。

(4) 人形作り

スクラップブック作りと同様、やはり「記念碑」に代わるものを作る療法として、人形作りがある。ただこの場合は、スクラップブック作りとは異なり、亡き人へのメッセージ性は少ない。人形は、生き残った私たちが、亡き人の代わりとして、あるいは大切な人を喪って寄る辺ない自分の分身として、慈しみ、そして思いを寄せる対象である。さらに、新たな世界が開けるまで、心を支え、両者をつないでいてくれるものでもある。

人形は、大昔から世界中で、礼拝のための神の似姿として、あるいは神への捧げものとして使われてきた。そして、どこか魔術的なパワーを持つと信じられてきた。日本でも、ひな祭りのひな人形や端午の節句の武者人形は、かわいい子どもたちの身代わりであり、私たちから邪気を払ってくれるものである。

自分の「分身」のように大切な人を亡くしたときは、心が粉々に壊れていくように感じることがある。生きる上で必要な「あたたかさ」の源や生きる糧を失って、自分というものがわからなくなるかもしれない。とくに自分の基盤が再確認される思春期に、そのような大切な人を亡くすと、大きな衝撃になり得る。

そのようなとき、故人に似せた人形を作るという作業は、亡き人を新たな形に蘇らせ、亡き人との新しいつながりを築いていく助けになるだけでなく、心の拠り所をなくして不安定になった自分を人形に見立てながら、自分自身を立て直す働きもあるだろう。また、作る作業を通して、亡き人に向けて問いかけたり、鏡を見るように自分自身の悲しみに気づき、向き合ったりする時間となる。その過程で、自分と故人の気持ちを静かに受け止め、なぐさめをもたらしてもくれるだろう。人形が完成した時には、新たな自分に目を向けさせ、再出発ができるようう自分自身に再び力を取り戻させてくれるかもしれない。

十代で双子の姉を亡くした妹は、姉亡きあとに、数カ月という長い時間をかけて等身大の人形を作った。それは四六時中一緒にいた姉の身代わりを作るという意味だけでなく、長い時間をかけてずたずたになった自分の心を修復していく作業でもあったのだ。

小さな子どもが、人形を手離さないとき、そこには認識できずに漂う不安と寂しさを紛らわせるための、安心材料としての意味がある。人形は、常にそばにいてくれる友人という役割と同時に、自分の分身としてちょっとした不安を分かち合える存在でもあるのだ。小児科病棟に多く置いてあるぬいぐるみには、子どもたちのそんな不安を少しでも和らげようとする役割がある。

人形とは、大切な人を亡くし、心の支えを失ったとき、新しく心に「あたたかさ」が生まれていく過程を伴走し、手助けしてくれるものなのだ。

マインドフルネス

マインドフルネスとは、簡単に言えば、自分の呼吸リズムに従いながら瞑想し、「今・ここ」

に意識を集中することである。今、ここで自分の心の中で起こっていることに意識を向け、その出来事を中立な視点で眺めなければならない。

悩みのさなかにある人は、始終つらい悩みが頭にこびりついているために、今に意識を向けると、当然その悩みにとらわれていくだろう。あの時ああすればよかった、もし大切な人が生きていてくれたならこんな気持ちになることはなかった、あの人（こと）のせいで、自分のせいでこのようなことになったのだ、といったさまざまな気持ちに巻き込まれているかもしれない。必要以上に巻き込まれてしまうのは、気持ちに良し悪しのジャッジをしているからだ。マインドフルネスでは、今蘇ってきている気持ちをジャッジせず、ただ出来事として眺める訓練をする。

マインドフルネスの原点は禅であり、一日の練習で習得できるものではない。しかし、このマインドフルネスの技術を少しずつでも意識的に取り入れることは、感情が暴走していくことや認知のずれをきっかけに悩みだす私たちを落ち着かせ、暴走に気づかぬまま進んでしまわないよう助けてくれる。そのため、これまでにもうつ病や不安症などの病気の症状軽減に対して、マインドフルネスの技術が補助療法として取り入れられてきた。

死に別れ後の悲しみから抜け出せない人においても同様に、マインドフルネスを用いた療法の有効性がいくつか報告されている。マインドフルネスそのものというよりは、認知行動療法と組み合わせたものが主体である。

たとえば、週一回の認知行動療法に準じた心理療法と、自宅での日々のマインドフルネスを組み合わせ、八週間にわたるプログラムを実施した研究グループがある。そこでは、マインドフルネス技術が上達するにつれ、大切な人を喪い悲しみに暮れていた参加者の抑うつ具合や不安の程度が軽減し、睡眠状態も良くなったという結果が出た。どんな気持ちも受け入れ、批判しない態度を獲得していったことが、心の落ち着きにつながったのではないかと指摘されている。

箱庭療法

最後に紹介するのは、私自身が死別後シンドロームの診療の際に役立ったと感じた箱庭療法である。海外では、悲嘆に暮れる人たちに対して試みている施設もあるが、研究として報告があるわけではない。私の場合は、本書の冒頭で紹介した由利さんの治療の途中、なかなか言葉での治療が進まずに頭を悩ませていたとき、診察室に置かれていた箱庭を使ったことがきっかけであった。

箱庭療法とは、数百種類にわたるミニチュア像（動植物、子どもから大人までの人形、家や塔、ビル、橋など）から石や紙といった原素材に至るまでを使って、砂の敷き詰められた箱の中に自分なりの好きな世界を作っていく療法である。

砂の上にミニチュアを並べて表現した世界は、自分の心に眠る無意識の世界を映し出す。その無意識から発信されたメッセージに気づくことで、意識の世界で生きる私たちは気づきを得て、少しずつ癒されるのだ。つまり、箱庭療法は、無意識と意識をつなぐ橋のような役割をしているといわれており、これはユング心理学の理論をもとに考えられた療法である。

箱庭が完成したあと、それらを眺めながら、無意識の動きを振り返り、感じたことを言葉にし、意識化していく作業があるが、その際、思いもよらない気持ちの出現に、作った本人すら戸惑うこともある。そのため、症状が重症な人には適さない場合がある。

四十代の優華さんは、婚約者を自殺で亡くしていた。死の背景には、数年前に起きた東日本大震災の影響があったようである。責任感の強かった婚約者は、仕事の増加による過労が続く中で、徐々に思い詰めていき、最期は死を選択したのだった。優華さんは、その悲しみから精神科を受診したわけではなかった。婚約者の死から数年後、介護疲れ、睡眠障害のためにたまたま精神科に通院していたのだが、あるとき、再びパートナーができ、原因のわからない深い抑うつにさいなまれたのだ。

その際、優華さんは診察室の箱庭を見つけ、自ら希望し、ある箱庭を作った。箱庭の真ん中に建てられたのは、トーテムポールのような柱で、優華さんによると、強い魔力を持つという。その強烈な魔力に引きつけられ、さまざまな動物や人間が興味を持ってやってくるのだったが、その魔力は近づく者に絶望をもたらす魔力だったのだ。そして、動物も人間も絶望の末に自ら命を絶っていく。助けようと駆け付けた騎士も、今まさに倒れようとしている。左側には、原発の影響で廃墟になった街が表現されていた。

その箱庭を眺めながら、優華さんは自分の状況を語りだした。彼女を苦しめたのは、再びパートナーを突然失うのではないかというとてつもない恐怖だった。そして、婚約者が自殺した時なにもできなかったふがいなさ、社会への怒り、そのような一言では言い表せない気持ちが語られた。

箱庭を作り終えたあと、優華さんはすっきりとした表情になり、その後、抑うつは改善していった。おそらく、優華さん自身にもわからなかった心の奥底に巣くっていたもやもやとした感情が、箱庭づくりという表現手段を借りて湧き出てきたのだろう。これまで意識されずに暗闇の底に沈んでいた思いが、この時ようやく光を浴び、成仏することができたようにも感じている。

一人で抱え込まずに―どのような支援先があるか―

死別後シンドロームは、特効薬があるわけではないが、喪のプロセスを一歩一歩たどっていけば、誰もが立ち直ることができる病いである。

死別後シンドロームになっている人、そこまでいかなくても大切な人を亡くした悲しみで日常生活がつらくなっている人の場合、悲しみを見ないようにしたり、一生自分一人でつらさを背負い続けたりする以外の道はたくさんある。

一人はもう嫌だと感じたら、ためらわず誰かに相談してほしい。市町村などの地域保健センターでは、自死遺族の会が定期的に開催されていたり、寺社によっては、死に別れの悲しみを語らう会などをおこなっていたりするところもある。グリーフケアを専門におこなっている公的施設やＮＰＯ法人などに問い合わせることもできるだろう。

いくつか具体的な施設を紹介する。

(1)認定ＮＰＯ法人　グリーフケア・サポートプラザ（東京）

自死遺族のためのグリーフケアに力を注いでいる。自死遺族同士がお茶を飲みながら心置きなく語らえる茶話会や、自死による別れから一年以上経過し、再出発を考えている人のためのプラザホープの会などが定期的に開催されている。

〈ホームページ〉https://www.jishi-griefcare.org/

(2)公益社団法人　被害者支援都民センター（東京）

都内在住の犯罪被害者遺族を対象として、PTSDを伴う遷延性悲嘆症のための認知行動療法「外傷性悲嘆治療プログラム」を提供している。この治療プログラムは、日本での有用性がすでに検証されている。
〈ホームページ〉http://www.shien.or.jp/

(3)一般社団法人　日本グリーフケア協会（東京、宮城、新潟）

死別の悲しみを乗り越えるワークショップ「悲嘆回復ワークショップ」を二十年にわたり開催している。システマティックに悲しみの問題に取り組めるようプログラムがつくられている。グリーフケアの担い手も育成している。

〈ホームページ〉https://www.grief-care.org/　https://hitan.net/

また、本章に取り上げたようなつらい症状がある場合には、精神科を受診し、治療を受けることができる。診察によっては、薬による治療ではなく、あるいは薬の治療と並行して、自助グループやグリーフケアをおこなう支援先をすすめてもらうことになるだろう。家族相談をおこなっている精神科の病院も多いので、本人の来院が難しい場合、まず家族が先に相談に訪れることもできる。

エピローグ

〈悲しむ力〉

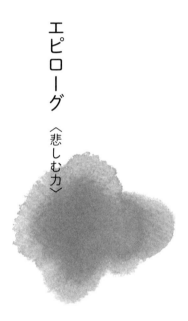

死別後シンドロームのケースに立ち会っていく中で、強く思うようになったのは、絶望の中で本当に人が必要とするのは、「あたたかさ」と「深い癒し」なのではないかということだ。木々や花々などの自然や、周りの人たちからの何気ない「あたたかさ」に触れ、それを受け入れたとき、新しい「つながり」を持つ勇気が生まれていくのだと感じている。そして、自分でも気づかないでいた心の奥に隠れた深い感情が、言葉や、アートなどの力を借りて、予期せずふと出てきたとき、なおかつそれらを受け入れることができたとき、人は真の癒しを得られるように思う。

すると、少しずつ自分に力が取り戻されて、喪の作業は自然と進みやすくなるだろう。しかし、そのプロセスにはたいてい時間がかかる。焦らずに、それでも今の思いに向き合っていくこと、これが大切なのだろうとも思う。その際、第4章および第5章で挙げた方法、治療法が、少しでも参考になればと願っている。

どうしたら心に「あたたかさ」を受け入れられるのか、どうやって「あたたかさ」を育てればいいのか。そのような問いにも常に直面してきた。

人との「つながり」は、決していいことばかりではないが、これなくしては無味乾燥な人生となる。そして本当の「つながり」をつくっていくためには、「あたたかさ」が絶対的に必要だ。

その「あたたかさ」のもとになっていた大切な人の死から立ち直るというのは、やはり労力と勇気がいる仕事だろう。そして、「あたたかさ」を心に取り戻し、新しい「つながり」に目を向けるために必要な労力と勇気とは、一言でいうと「悲しむ力」にあるのではないかと感じている。

今の社会は、目に見えるものだけが信頼できるように作られている。学業や仕事などにおいては、数値で表せるもの、生産的なものの価値が大きいから、それに従っていれば、「あたたかさ」など二の次で、最悪、なくても生きられるように思ってしまうかもしれない。

なにかを失っても悲しむ必要などなく、失っていないかのように取りつくろうことができる。ゲームで負けたらまたリセットすればいい、次はもっとアイテムを集めて強くなろう。大切な物が壊れたら、また買えばいい、新しいものを選ぶ楽しみがあるじゃないか。物事の前向きなとらえ方はもちろん生活を豊かにするが、そこに深みは生まれないだろう。

ソーシャル・ネットワーキング・サービスや、インターネット回線を利用した、人と簡単につながれるツールはあふれている。表面的には人と人とのつながりは増え、豊かになっているようにも感じられる。しかしネットを介したその「つながり」は、どこまで信頼できるのだろう。体の不調を感じたときも、一時的に安心できる答えはスマホで手軽に検索できる。不調の原因は、きっと年齢的にも更年期なのだと答えが出て、そういうものかとあきらめられる。しかし、本当のところは、若さを失いつつあることや、やりたかったことをせずにきたことへの悲しみや後悔が不調の原因となっている場合だってあるかもしれない。

こうして簡単に悲しみを見なかったことにできるようにはなったけれど、大切な人の死は決してそう簡単にはいかない。どうにもあらがえない闇が私たちを平等に襲ってくる。そして、本当に必要なものは豊かさではなく「あたたかさ」なのであり、一時的な安心ではなく「深い癒し」なのだという事実に気づくきっかけを投げかけてくれるのだ。

人生に深みを与えてくれるのは、おそらくこの闇の部分の方であって、心から前向きに生きていくためには、一度闇にもぐらなければならないのではないだろうか。亡くなった大切な人が地下へと埋葬され、あの世に旅立っていくのと同時に、喪のプロセスでは、遺された者たちも、一度闇にもぐる必要が出てくるのだろう。その闇は深くて怖い。しかし、その闇をなんとか乗り越えられるように、私たちの文化はたくさんの知恵を残してくれている。道端に建てられたお地蔵様は、幼くして亡くしたわが子の似姿となり、その場を訪れる親の悲しみに日々寄り添ってくれてきただろう。教会の地下にある埋葬室では、しばしば静かに悲しむスペースが用意されてきた。

悲しむこと。それは簡単には受け止められない怒りや後悔などの気持ちも引き連れてくるだろうし、ときに一人ひとりの生い立ちにまで立ち返り、傷をえぐっていくかもしれない。そのプロセスを持ちこたえるには、力が必要だ。それこそが「悲しむ力」なのである。つらい道のりではあるが、そのプロセスをたどることによって初めて心の中に隠されてきた気持ちが姿を現し、寄り添われ、成仏していく。そのたびに、少しずつ闇は薄らぎ、取り戻した「あたたかさ」とともに、新たな「つながり」の世界へと前進していくことだろう。

死別後シンドロームとは、いやが応でもこうした深い闇に放り込まれ、「あたたかさ」と「つながり」を取り戻す旅に出なければならない病いなのである。

あとがき

最愛の人の死は悲しいし、言い表せないほどの苦しみだ。しかし、その死別との奮闘が、人生の転機となっている人は多い。たとえば、スコットランドの片田舎で、ひっそりと暮らしていた歌好きのスーザン・ボイルである。

彼女は、イギリスのオーディションテレビ番組で注目を浴び、無名の存在から一変、世界的歌手になった。その彼女にとって、父と姉の立て続けの死の悲しみが、歌うことに集中するきっかけだった。その後、最愛の母が亡くなると、彼女は二年間歌うことすらできなくなったが、〈母は天使となって見守っている。母の思いに報いたい〉という気持ちで再び歌い始め、オーディションを受けるに至ったという。

スーザン・ボイルの例に限らず、大きな飛躍の背景やその後の人生の支えに、最愛の人の死、さらに亡くなった人との絆が見えることがある。

私自身の初めての死別体験は、中学生のころである。

私をはじめ親戚の子たちをかわいがってくれた叔父が、四二歳の若さで他界した。大学病院の外科医だった叔父は、自分が専門としていた消化器系のがんで、発見からわずか三カ月で亡くなったのだ。結婚したばかりで、子どももうすぐ産まれるという時期だった。

「自分の人生は幸せが満ちなかったから……産まれた子には、幸せが満ちるように、名前に満の字を付けよう」。そう言い残して、この世を去った。

早すぎる死を思い、親戚の誰もが悲嘆に暮れ、家は長い間、お通夜のような重い空気に包まれた。叔父は、まったく予想もしなかったがんに突如襲われ、思い描いていた人生をすべて捨てなければならなくなった。叔父の死後、しばらく抜け殻のようになってしまった祖父母や、絆の強かった弟を亡くした父の姿を見ているのはつらかったし、人生を幸せが満ちなかったと語った叔父の心中を思うと、今も悲しみが湧いてくる。

数年前、その祖父母が相次いで亡くなった。二人とも大往生だった。仲の良かった夫婦が、長生きした末に同じ時期に亡くなったのである。子どもに先立たれるというつらい出来事はあったものの、その悲しみを乗り越えた二人は、はたから見たら、なんと幸せな人生だっただろうと想像する。孫の立場で言えば、もう彼らには会えないのだという寂しさはこみ上げたとしても、その死を悲しむというよりは、これまでありがとうという感謝の気持ちが自然と湧いてきた。

本書で紹介した患者さんたちから、「(亡くなった人が)幸せな人生だったなと思って死んでいったんだと思いたい」という言葉をときおり耳にした。その言葉を聞いて、そして身近な人々の死を通して思うのは、おそらく「死別後シンドローム」の一番の予防策とは、一人ひとりがその人なりに満足のいく人生を送ることなのだろうということだ。どのような亡くなり方をしたにせよ、亡くなった人が、それでも満ち足りた人生を送ったのだと思えたら、遺された人の心は、だいぶ穏やかになるのではないか。

では、いったい満ち足りた感覚というのはどこから来るのかと考えれば、そこではやはり心の奥の「あたたかさ」が重要な鍵になっているように思う。

この本を刊行するにあたって、関係者の方々へお礼を申し上げたい。

本文で紹介したケースは、仮名かつ内容を一部変更しているものの、日本の診察室でお会いした患者さんや悲嘆に暮れた人々、お一人お一人を思い浮かべながら書き進めた。診療の場では、患者さんをめぐって、同僚の医師や看護師、心理士、社会福祉士の方々との相談が必要不可欠だった。その語らいも本書を書くきっかけ、励ましとなっている。

留学先のスイスでは、喪の研究者や自助グループの主催者、当事者として悩む方々との関わりを通して、「死別後シンドローム」をめぐる世界共通の問題意識、さらには日本の良さに気づくきっかけをいただいた。

いわば、この本の執筆は、日本でお会いした患者さんとの、またスイスで出会った方々との共同作業であった。たくさんのことを教わることとなったその出会いの数々、そしてお一人お一人に、心より感謝申し上げる。

そして、「死別後シンドローム」についての科学的研究は自治医科大学大学院医学研究科でおこなわれ、その結果もふまえて執筆がなされている。多くのことを指導し、励ましてくださった加藤敏先生、須田史朗先生、小林聡幸先生はじめ、関係者の皆様に厚くお礼申し上げたい。

また、ホームページの記載を快諾してくださったグリーフケア・サポートプラザ、日本グリーフケア協会、被害者支援都民センター関係者の方々へも謹んでお礼申し上げたい。

本書を書いていく中で、常に適切なコメントを投げかけてくださった時事通信出版局の剣持耕士さんには、多くの労力をいただいた。あらためて感謝申し上げたい。

最後に、いつも身近でサポートしてくれ、私の活力の源である家族にも、この場を借りて感謝したい。

二〇二〇年八月

清水　加奈子

著者紹介

清水 加奈子（しみず・かなこ）

精神科医／医学博士

東京都出身。2006年千葉大学医学部卒業。初期研修、内科研修ののち、栃木県内の精神科救急病院で精神科医としての訓練を受ける。その後、自治医科大学附属病院に所属し、大学病院のほか、民間の総合病院、一般企業、刑務所等で精神科臨床に従事。その傍ら、喪の精神病理学的研究に着手。2018年自治医科大学大学院医学研究科修了。同年から2019年まで、病的な喪の文化比較研究のため、スイスのチューリッヒ大学心理学部へ客員研究員として留学。現在は、同じくスイスにあるISAP（International School of Analytical Psychology Zurich）に所属し、ユング派精神分析学の観点から、夢、昔話、神話などをヒントに一人ひとりの生き方を探求する心理療法を学んでいる。

死別後《しべつご》シンドローム

大切《たいせつ》な人《ひと》を亡《な》くしたあとの心《こころ》と体《からだ》の病《やま》い

2020年9月10日　初版発行

著　者：清水 加奈子

発行者：武部 隆

発行所：株式会社時事通信出版局

発　売：株式会社時事通信社

〒104-8178　東京都中央区銀座5-15-8

電話03(5565)2155　https://bookpub.jiji.com

印刷／製本：太平印刷社

企画協力：NPO法人 企画のたまご屋さん

ISBN978-4-7887-1703-9　C0011　Printed in Japan

落丁・乱丁はお取り替えいたします。定価はカバーに表示してあります。